Deja de usar tu mente

SE MAS SALUDABLE Y FELIZ EN SIETE DIAS CON
MEDITACION Y UNA DIETA SALUDABLE

Deja de usar tu mente

SE MAS SALUDABLE Y FELIZ EN SIETE DIAS CON MEDITACION Y UNA DIETA SALUDABLE

Celia Ko

AUTORA GALARDONADA

CITIOFBOOKS, INC.
3736 Eubank NE Suite A1
Albuquerque, NM 87111-3579
www.citiofbooks.com
Hotline: 1 (877) 389-2759
Fax: 1 (505) 930-7244

Información para pedidos:
Ventas al mayor. Se ofrecen descuentos especiales en compras al por mayor por parte de corporaciones, asociaciones y otros. Para más información, contacta con la editorial en la dirección indicada anteriormente.

Impreso en los Estados Unidos de América.
ISBN-13:   Tapa blanda   979-8-89391-773-4
             eBook   979-8-89391-774-1

Número de control de la Biblioteca del Congreso: 2025913045

ÍNDICE

AGRADECIMIENTOS

Para el Maestro Shi Wanxing, cuya sabiduría me guía en la vida. Para mi familia y queridos amigos, cuyo cariño y apoyo nunca dejarán de alegrarme el corazón.

ℙRÓLOGO

¿**T**e has preguntado alguna vez cómo sería la vida si te despertaras cada mañana con ilusión por el día? ¿Sientes que te falta algo? Miras a tu alrededor y ves gente feliz que

aparentemente lo tiene todo. Quizás antes pensabas que eso no era posible para ti, pero ahora estás empezando a despertar. Hay una parte de ti que sabe que mereces todo lo que este universo tiene para ofrecer. Vivir una vida feliz, saludable y plena está a tu alcance, y ya no tienes que esperar a que te den permiso para salir y conseguirla.

¿Estás listo para retomar el control de tu vida? ¿Estás listo para tomar las riendas? ¿Estás listo para trabajar en ello? Si respondiste afirmativamente a todas las preguntas anteriores, entonces has llegado al libro indicado. Celia Ko comparte generosamente su sencilla fórmula para vivir una vida feliz y saludable. Combina sus conocimientos de medicina china, meditación y yoga en una práctica simple, fácil de comprender y de poner en práctica.

Celia ha dedicado muchos años a ayudar a las personas a dejar de usar su mente a través de la meditación, aumentando así su energía mediante la reducción de la ansiedad y el estrés. Por muy reacio que te sientas, te ofrece herramientas para desarrollar una práctica diaria de meditación que no solo mejora el estado de ánimo y la concentración, sino que también te ayuda a dormir plácidamente toda la noche. Encontrarás inspiración en los capítulos de "Deja de usar tu mente", que te ayudará a superar cualquier resistencia que puedas encontrar al afrontar el reto de cambiar tus hábitos.

Uno de los mayores aciertos de la escritura de Celia es su facilidad de lectura.

Toma conceptos complejos y los desglosa en pasos comprensibles y prácticos. Desde ejercicios de meditación fáciles de seguir hasta deliciosas recetas, te ayuda a lograr el éxito en el desarrollo de hábitos más saludables. En sus escritos, comparte historias personales, incluyendo los desafíos que enfrentó y cómo los superó, basadas en su experiencia. A través de estas historias, crea una experiencia compartida que te ayudará a ver cómo tú también puedes alcanzar tus metas.

Prepárate para emprender tu propio viaje increíble. Estás aquí. Estás listo. Con Deja de usar tu mente y las increíbles enseñanzas de Celia Ko, tienes todo lo que necesitas ahora mismo para vivir feliz y saludable cada día de tu vida. Hoy es el día para emprender el camino de la alegría pura. Te lo prometo: ¡no te arrepentirás de leer este libro!

Raymond Aaron
New York Times Bestselling Author

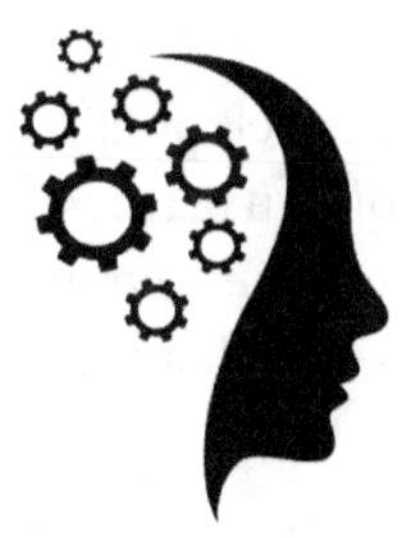

CAPÍTULO 1

¿Por qué meditar?

"Los sentimientos van y vienen como nubes en un cielo ventoso. La respiración consciente es mi ancla".

– Thich Nhat Hanh

La meditación transformará tu vida si te permites dejar de usar tu mente. Es así de simple. Calmar tus pensamientos y concentrarte en tu respiración te brindará una sensación de calma y paz en tus días. Vivimos en este mundo, pero pasamos el 100% de nuestro tiempo en nuestra propia mente. Todo lo que ves, sientes, tocas, saboreas y experimentas lo haces a través del prisma de tus pensamientos. Si esos pensamientos están constantemente llenos de preocupación, ira y ansiedad, así es como experimentas el mundo. ¿Cómo puedes esperar experimentar los momentos felices de forma auténtica cuando tus pensamientos se interponen?

Tómate un momento y recuerda una ocasión en la que quisiste sentirte bien con lo que sucedía en tu vida. Tal vez estabas de vacaciones en un hermoso resort, o tu familia te organizaba una fiesta para celebrar tu cumpleaños. Mirando a tu alrededor, sabías que debías sentirte bien. Sabías que debías ser feliz. Pero tus pensamientos te estaban sacando del momento presente. Tal vez te preocupaba algún problema en el trabajo. Tal vez estabas molesto con tu pareja por alguna pequeña tarea que olvidó completar. Tal vez pensabas que la vida no era como esperabas. ¿Entiendes a qué me refiero con este ejemplo?

Tus pensamientos tienen el poder de robarte la felicidad. Tus pensamientos pueden cambiar tu perspectiva. Tus pensamientos pueden nublar tu juicio. En resumen, tus pensamientos tienen poder. A veces puedes sentir que te ahogas en tu día a día. Hay tanto trabajo por hacer. Hay tantas preocupaciones. Quizás estés leyendo esto y pienses que la meditación no te ayudará porque los problemas en tu vida son reales y tus pensamientos no pueden cambiar eso.

Estoy de acuerdo contigo en un aspecto: a menudo, los problemas que enfrentas son reales. Sin embargo, puedes cambiar tu reacción ante ellos cambiando tu forma de pensar. Independientemente de lo que suceda a tu alrededor, puedes alcanzar la paz en tu vida.

En este libro, compartiré contigo los beneficios de la meditación para tu salud física y mental. En este mundo ajetreado donde se nos exige lograr tanto en tan poco tiempo, es común sentir estrés, ansiedad y agotamiento. Aprender a simplemente conectar con tu respiración te ayudará no solo a obtener perspectiva sobre lo que es importante para ti, sino también a encontrar gratitud por ti mismo, tu familia y toda la abundancia que tienes en tu vida. Luego, relacionaré este concepto con la importancia de la nutrición y el sueño para ayudarte a alcanzar la felicidad en tu vida diaria.

En los últimos años, la meditación ha ganado popularidad, lo cual puede ser positivo, pero también negativo. Existe mucha desinformación al respecto, incluso sobre los detalles más simples, como la postura, el entorno para meditar y la forma correcta de respirar. Compartiré contigo técnicas sencillas y efectivas para ayudarte a meditar con facilidad.

Una idea errónea común es que es difícil desconectar la mente. Esto no es cierto. Mucha gente piensa que simplemente no puede hacerlo, cuando en realidad ni siquiera lo ha intentado. Meditar puede ser fácil, pero requiere disciplina. Una vez que logres la capacidad de estar en silencio contigo mismo en el momento presente, aprenderás a encontrar la paz. Paz en tus pensamientos. Paz en tu perspectiva. Paz en tus sentimientos. Esta sensación de paz te permitirá encontrar una manera serena de afrontar la vida diaria.

¿Quién soy?

Nací en 1966 en China. A los siete años, el gobierno chino me designó gimnasta. En Estados Unidos, los padres suelen inscribir a sus hijos en actividades como gimnasia, danza o deportes para darles la oportunidad de descubrir qué quieren hacer con sus vidas, o bien, muchas de estas actividades están pensadas para ser divertidas y sociales.

Para mí, la gimnasia no significaba eso. Mi objetivo era ganar. Me entrenaban desde muy pequeña para ser una de las mejores gimnastas del mundo. Creo que esta es una de las primeras veces en mi vida que recuerdo haber experimentado verdaderas dificultades. Los niños que son seleccionados para entrenar como gimnastas son aislados y obligados a trasladarse a una escuela especializada. El entrenamiento es agotador, tanto física como mentalmente.

Tras unos años de entrenamiento, mi familia pudo mudarse a Hong Kong. China había abierto las puertas para que la gente pudiera regresar a sus ciudades de origen. Nací en una familia muy adinerada. Mi padre nació en Indonesia, pero fue enviado a China a vivir con sus abuelos. Ha vivido en China desde entonces.

Mudarse a Hong Kong me abrió las puertas al mundo occidental. Sin saber ni una sola letra del alfabeto inglés, asistí a una escuela de inglés además de la escuela primaria regular. Logré completar seis años de clases de inglés en dos años.

El sistema educativo de Hong Kong en aquel entonces exigía que los estudiantes de primaria presentaran exámenes públicos (abiertos) de todas las materias, que se aplicaban a todos los estudiantes. Luego, debían completar un formulario para elegir la escuela que deseaban. El departamento de educación ingresaba todas las calificaciones de cada estudiante en un sistema informático y dejaba que este generara un resultado. Si el estudiante obtenía buenas calificaciones en todas las materias, se le concedía la admisión a su primera opción. De lo contrario, corría el riesgo de ser asignado aleatoriamente por el sistema a la peor escuela, ya que si sus calificaciones no eran lo suficientemente buenas para ingresar a la mejor escuela, la computadora no lo asignaría a la segunda mejor. Por lo tanto, el estudiante debía asegurarse de cuál era su nivel y qué escuela se ajustaba mejor a sus necesidades. Mi profesora de inglés me dijo en secreto que debía elegir la mejor escuela de inglés para chicas de Hong Kong porque mis calificaciones generales eran las tres mejores de todas las chicas de la promoción.

Me apasiona el conocimiento. En esta vida, deseo crecer. Todos los días me levanto a las 5:00 a. m. y dedico mi tiempo a la meditación, el trabajo y el aprendizaje. Nunca he visto televisión. Me encanta leer. Me encanta viajar. Me encanta practicar mi inglés. Me encanta aprender. Y, sobre todo, me encanta ser una luz en un mundo que generalmente se siente oscuro.

Me escapé de casa de mi padre por primera vez en mi adolescencia. Ya había enfrentado muchas dificultades en mi corta vida y buscaba la paz. Siempre ha sido mi meta vivir una vida tranquila. A los diecisiete años, volé sola a Taiwán, porque mi padre tuvo que regresar a casa después de sufrir un infarto. Aunque no era su hija favorita, era la única que podía administrar su negocio. Durante este tiempo, también tuve que terminar mis últimos años de escuela. Después del último año de secundaria, mi padre me echó de casa otra vez. Tenía una nueva novia y dos hijos gemelos que lo mantenían ocupado.

Volé de regreso a Taiwán para ir a la universidad. Sin embargo, siempre quise ir a Estados Unidos para obtener una educación superior. Había terminado mi etapa en Taiwán y necesitaba encontrar mi camino en el mundo. Tenía un sueño más grande, mientras que mi padre y mis abuelos querían que me casara con un hombre rico para que ya no tuvieran que hacerse cargo de mí. Me recalcaban que darle dinero a una chica para que estudiara era como tirar un balde de agua al suelo. El agua nunca se recupera, ¡y no eran tontos! Añadían que, como eran hombres de negocios inteligentes, no invertirían dinero en un producto muerto, que era una chica. Después de casarme, no llevaría su apellido, y su propia familia adinerada no tenía lugar para una chica con otro apellido después de casarse.

Una amiga se había mudado a Hawái y me invitó a unirme a ella. Sin la bendición de mi padre, decidí aceptar su invitación, y desde entonces nunca me he ido de Hawái. Me convertí en estudiante internacional en Hawái. Allí conocí a mi esposo. Juntos, hemos dirigido un negocio propio exitoso durante los últimos 32 años. Tenemos un hijo de 30 años y ambos estamos muy orgullosos de sus logros en la industria cinematográfica. Creo que le ha ido tan bien gracias al apoyo que le brindamos.

Dicho esto, la vida en Hawái no ha estado exenta de dificultades.

Por mucho que lo intenté, a mi suegra nunca le caí bien. Durante gran parte de mi vida, busqué la paz, y esto me causó una gran tristeza. Al reflexionar sobre el tiempo que pasé viviendo esos momentos, sé que la mayor lección fue que, para tener paz en mi vida, necesitaba encontrar mi paz interior. La vida te da las experiencias que necesitas para convertirte en la persona que necesitas ser para vivir tu propósito. Todo está funcionando a tu favor, aunque muchas veces no lo parezca.

En mi vida, he conocido el sufrimiento. He experimentado dificultades desde muy joven. La lección más importante que me ha enseñado la meditación es que tengo la capacidad de transformar mi sufrimiento en fortaleza. Es mi fuerza. Durante mucho tiempo, no entendí el sentido de mi sufrimiento. Desde mi infancia en China, en la escuela de gimnasia, hasta la primera vez que me escapé de casa en mi adolescencia, pasando por mi lucha por abrirme camino en Estados Unidos con muy poco dinero, no comprendía por qué tenía que sufrir tanto. Pero ahora sí. Entiendo que todo lo que he vivido me ha traído hasta aquí. Soy poderosa. Conozco mi fuerza. Soy feliz. He aprendido a superar la preocupación, la tristeza y la ira, y a respirar. Es a través de la respiración que me reencuentro conmigo misma, con mi fuerza.

Mi propósito en la vida es guiar a 10 millones de personas a descubrir el camino hacia una vida feliz. A través de todas las dificultades, he aprendido a vivir en paz, conmigo misma y con el mundo que me rodea. Deseo lo mismo para ti. Sé que si logras esto, querrás compartirlo con los demás. Juntos, creamos un movimiento. Juntos, hacemos de este mundo un lugar mejor para nosotros, nuestras familias y nuestras comunidades. Juntos, también podemos hacer de este mundo un lugar más pacífico. Cuando tomas decisiones desde un lugar de calma y satisfacción, incluso en momentos de turbulencia, puedes mostrar a otros cómo hacer lo mismo. Este es mi propósito, y me alegra mucho que estés aquí para acompañarme en este camino.

¿Quién es mi inspiración?

El maestro que ha inspirado mi camino de meditación es el Maestro Shi Wanxing. Es un monje y maestro que se aisló durante siete años en la soledad de una cueva para meditar. Este tipo de dedicación es totalmente inspiradora, pero este era su camino. Lo hizo para poder compartir con el mundo lo que aprendió.

Personalmente, no tengo ningún deseo de pasar siete años en una cueva, por lo que estoy agradecida por sus enseñanzas. Su estilo combina los principios del budismo y el taoísmo. La vida no es solo un proceso de aprendizaje; también es un proceso de compartir amor. El Maestro Wanxing predica con el ejemplo al compartir el amor. Para él, se trata del amor incondicional que brinda a los demás. Su valor fundamental en la vida es hacer del mundo un lugar mejor.

El Maestro Wanxing inspira a las personas a ser dueñas de su propio destino. Me ha ayudado a mí y a muchísimas personas alrededor del mundo a superar nuestro sufrimiento buscando lecciones en nuestras dificultades. Permitirte ver que todo lo que experimentas en la vida es una lección te ayudará a encontrar la paz. Cuando encuentres la paz, podrás ayudar a otros a hacer lo mismo. Solo cuando te conviertas en luz, podrás brindar calidez a los demás.

Todo lo que sucede en la vida es lo mejor que puede suceder. No diferencies entre lo bueno y lo malo que encuentres. Acepta todo y valora todos los contratiempos y dificultades que tengas en la vida, y considéralos grandes lecciones. Envía amor a quienes te han causado dificultades y agradéceles por ser tus grandes maestros.

El Maestro Shi Wanxing me ha brindado, al igual que a muchas otras personas alrededor del mundo, la oportunidad de experimentar los beneficios de la meditación. De él aprendí a cultivar mi mundo interior mediante la respiración. Una vez que aprendas a usar correctamente tu respiración, tu vida cambiará. Su método de enseñanza de la meditación es sencillo y eficaz. Lo he practicado durante años y me entusiasma compartirlo contigo.

Muchas personas en la cultura occidental desean probar la meditación debido a la creciente difusión de sus beneficios. Sin embargo, existe mucha desinformación al respecto. Con mi trabajo, busco difundir la verdad. Mi objetivo es ayudar a otros a comprender lo que necesitan saber para desarrollar una práctica de meditación eficaz.

Llevo cinco años meditando. Cada día, recito mantras y medito. He combinado esto con una alimentación saludable y un buen descanso nocturno para lograr una vida más feliz y tranquila.

¿Qué aprenderás?

Definitivamente, aprenderás a vivir una vida más feliz y plena. Mi deseo para quienes lean este libro es que encuentren fortaleza interior a través de la respiración. Al dejar de usar tu mente, te regalas un don invaluable: la paz. Aprendes a calmarte. Aprendes a liberar el estrés, la preocupación, el arrepentimiento, el miedo y la ansiedad que te mantienen en un estado de tristeza.

Para comenzar tu práctica de meditación, aprenderás:

- La postura correcta y su importancia.
- Cómo respirar.
- Por qué siempre debes asegurarte de que tu entorno sea propicio para meditar correctamente.
- Qué es el chi y su importancia.
- Qué ropa usar y su importancia.
- Por qué es importante dormir.
- Por qué es importante la alimentación.
- La relación entre la meditación, el sueño y la alimentación para tu felicidad.

Para empezar a dormir mejor, aprenderás:

- Cómo dormir con la energía cósmica del sol y la luna.
- Cómo prepararte para una buena noche de sueño.
- Qué no hacer antes de acostarte.
- Cuánto sueño necesitas para sentirte revitalizado por la mañana.

Para empezar a comer más sano, aprenderás:

- Cómo mejorar tu dieta incorporando alimentos de temporada.
- Cómo usar la regla de los cinco colores en tu alimentación.

- Cómo beber agua correctamente a diario.

- Cómo regular la cantidad de comida en tus tres comidas diarias.

- El momento ideal para comer, según el reloj biológico de tu sistema digestivo.

- Cómo ayunar si es necesario. A menudo, el ayuno es una práctica saludable después de los excesos de las fiestas o celebraciones.

Los beneficios de la meditación, dormir bien y una dieta saludable

"La popularidad de la meditación está aumentando a medida que más personas descubren sus beneficios. Muchos la consideran una forma de reducir el estrés y mejorar la concentración. También la utilizan para desarrollar otros hábitos y sensaciones beneficiosas, como un estado de ánimo y una perspectiva positivos, autodisciplina, patrones de sueño saludables e incluso una mayor tolerancia al dolor".

– Dr. Matthew Thorpe

La meditación ofrece muchísimos beneficios increíbles. Ya he mencionado unos de los más importantes: controlar tus pensamientos y permitir que tu mente descanse. Cuando tu mente descansa, encuentras la paz. Y cuando encuentras la paz, tomas decisiones más saludables para tu cuerpo. La meditación te conecta con el presente, permitiéndote liberar los sentimientos negativos sobre el pasado y las preocupaciones sobre el futuro. Te recuerda que debes vivir el presente.

En este momento, eres un ser humano caminando por la vida. Todo tu cuerpo está conectado. Cuando tu mente está en paz, tu cuerpo se siente sano, y de la misma manera, cuando tu cuerpo está sano, a tu mente le resulta más fácil encontrar la paz.

Entonces, ¿qué es lo primero? ¿Meditar, mejorar los hábitos de sueño o la alimentación? ¡Ninguno! Puedes trabajar en todo a la vez. Creo que, cuando empiezas a trabajar en un aspecto de tu vida, te das cuenta de que todas las partes conectadas de ti sienten esa energía, y también querrás vivir en un estado más saludable. Voy a comenzar nuestro camino juntos compartiendo mis enseñanzas sobre cómo establecer una práctica de meditación eficaz, pero también puedes empezar a pensar en tus hábitos de sueño y tu alimentación al mismo tiempo.

Tanto tu cuerpo como tu mente necesitan descanso para funcionar a un alto nivel. He conocido a muchas personas que dicen funcionar bien con tan solo cuatro horas de sueño por noche, pero yo diría que no están rindiendo al máximo de su potencial. Estoy deseando compartir contigo una herramienta muy beneficiosa que te ayudará a lograr uno de los mejores sueños de tu vida: comprender cómo dormir en sintonía con la energía cósmica del sol y la luna.

Cuando estás agotado y estresado, puedes encontrarte en un círculo vicioso del que no puedes salir. Te sientes mal, así que tomas malas decisiones con tu alimentación. Comes tarde por la noche para llenar un vacío emocional, lo que te impide dormir bien. Te despiertas con poca energía y de mal humor al día siguiente, lo que te lleva a repetir los mismos errores. Las herramientas que aprenderás en el resto de este capítulo y en los siguientes te ayudarán a romper ese ciclo.

Una vez que empieces a meditar, a comer bien y a dormir bien, verás cómo todo está conectado. ¡Crearás un ciclo de felicidad que será difícil de romper!

Un momento de reflexión

Antes de comenzar tu práctica, tómate un tiempo para reflexionar sobre tus objetivos y por qué son importantes para ti. A algunas personas les gusta escribir sus respuestas en un diario; otras las escriben en computadora, y otras simplemente se sientan en silencio a contemplar. Lo bueno de escribir tus respuestas es que puedes revisarlas cuando sientas que el trabajo es demasiado difícil. Cambiar patrones de pensamiento y hábitos arraigados es un desafío.

Piensa en ello como un sendero en el césped. Si mucha gente camina por el mismo sendero, es más fácil. El césped no crece tan alto. No hay arbustos que abrirse paso ni enredaderas espinosas de las que preocuparse. No tienes que pensar tanto en ello. Simplemente caminas por el sendero que conoces, incluso si ya no quieres caminar por él. Puede que haya un hermoso árbol cuya sombra hayas querido disfrutar durante años, pero cada día eliges caminar por el camino fácil. "Mañana", te dices a ti mismo. "Mañana saldré al campo espeso y me dirigiré a ese hermoso árbol para descansar a su sombra".

A tu cuerpo y a tu cerebro siempre les resultará más fácil pensar lo mismo y elegir las mismas acciones que han elegido durante años, aunque ya no te hagan sentir bien. Lo que sí les hace sentir es comodidad.

En este ejercicio de reflexión, se te pedirá que salgas de tu zona de confort. ¡Piensa en grande! Esfuérzate por comprender qué es lo que realmente quieres lograr y cómo puedes conseguirlo. Si no quieres escribir tus respuestas, no hay problema. Imprime estas preguntas y colócalas donde las veas cada mañana. Dedica unos minutos al día a reflexionar sobre ellas. ¡Empieza a explorar nuevos caminos!

Preguntas de reflexión:

- ¿Por qué quiero aprender a meditar?

- ¿Qué patrones de pensamiento me impiden ser feliz?

- ¿Qué me genera ansiedad?

- ¿Qué me hace enojar?

- ¿Qué me hace feliz?

- ¿Qué abundancia tengo en mi vida ahora mismo?

- ¿Me cuesta ver esta abundancia?

- ¿Duermo lo suficiente?

- ¿Me siento cansado/a todo el tiempo?

- ¿Sé qué significa para mí una alimentación saludable?

¿Cómo puede una vida feliz traer aún más alegría a mi vida, no solo a mí, sino también a mis seres queridos y a la comunidad que me rodea?

Algunos conceptos básicos sobre meditación para empezar

En mi vida, siempre busco adquirir más conocimiento. Creo que tú también estás aquí para eso. Si bien este libro está dirigido a principiantes, creo que quienes tienen algo de experiencia también pueden obtener nuevos conocimientos e inspiración.

Es importante seguir algunos de los principios básicos de la meditación para lograr una práctica útil. Tu objetivo es dejar de usar tu mente. Permite que tu cuerpo alcance un estado de completa paz contigo mismo y con tu vida en el momento presente. Aquí tienes información para empezar.

Si nunca has meditado, no esperes meditar durante horas al día de inmediato. No lo lograrás. Date tiempo. Sé amable contigo mismo. Cuando tengas dificultades, no te castigues. Hay una razón por la que meditar puede ser un desafío, ¡así que suelta las riendas y sigue intentándolo!

Ambiente

Crear un ambiente propicio para el éxito es uno de los mejores regalos que puedes darte. ¡Hay muchos errores que se cometen! Algunos pasos sencillos:

- No te sientes en una habitación con ventilador o aire acondicionado. ¡Sí, es normal sudar! A menudo, después de meditar, necesito secarme con una toalla. Así que, ten una a mano.

- Asegúrate de no tener interrupciones. Si eres principiante, medita siempre en interiores.

- Evita las distracciones, especialmente el ruido.

Ropa

A menudo veo personas que meditan con ropa ajustada tipo yoga. Esto no es correcto. Hay una razón por la que los monjes usan ropa holgada. Tu ropa no debe restringirte. Cuando lo hace, detiene el flujo de tu chi. Permitir que el chi circule libremente por tu cuerpo es importante para tu salud en general. Hablaré más sobre este concepto en el próximo capítulo. Pero por ahora, lo único que necesitas saber es que debes usar ropa suelta y holgada.

Posición y postura

Siéntese con las piernas cruzadas, con una pierna arriba o ambas una encima de la otra. La segunda opción te puede resultar incómoda al principio porque no estás acostumbrado, pero si quieres probarla, hazlo. Tu cuerpo se acostumbrará con el tiempo.

Un aspecto muy importante que quiero corregir es la postura. A menudo, la gente se sienta con la espalda recta cuando debería inclinarse ligeramente hacia adelante. Inclínate lo suficiente para que tus glúteos queden un poco más elevados. Esta postura es fundamental para permitir que el chi fluya.

Respiración

Al respirar, piensa en dirigir la respiración al dantian, situado a cinco centímetros por debajo del ombligo. Este es un término chino que significa centro energético o centro de poder del cuerpo. Hablaré más sobre esto en el próximo capítulo. Por ahora, al inhalar, coloca las manos justo debajo del ombligo e imagina que la respiración desciende hasta dónde están tus manos. Inténtalo varias veces o hasta que sientas que tu cuerpo comprende el concepto.

Respiración para la meditación:

- Exhala para comenzar a liberar todo el chi.
- Inhala profundamente, dirigiendo tu chi hacia tu dantian. (Recuerda la sensación de tus manos justo debajo del ombligo).
- Al inhalar, retén el chi de 3 a 5 segundos.
- Exhala.
- Repite esto de 3 a 4 veces.

Moving Forward

La paz que he buscado a través de todas las dificultades que he enfrentado en mi vida me ha traído hasta aquí, a ti, en este momento. Transformé mi dolor en mi fortaleza. Si no hubiera enfrentado esas dificultades, tal vez no me habría inspirado para desarrollar el programa que tengo. Mediante la meditación, un buen descanso nocturno y una alimentación saludable, logré salir de un estilo de vida poco saludable, lleno de mecanismos de afrontamiento contraproducentes, y alcanzar una vida feliz. Nunca creí que podría lograrlo. Tras años de tristeza, decepción y pérdidas, no creía que pudiera alcanzar una vida feliz y tranquila—hasta que un día comprendí que mi vida no duraría mucho más si no lo intentaba.

¡Acompáñame en tu camino hacia una vida más feliz y saludable!

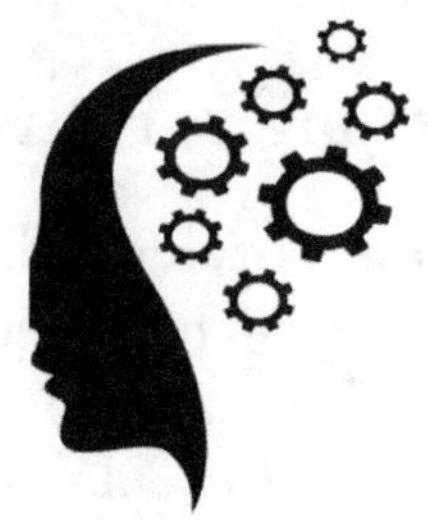

CAPÍTULO 2
El Camino de la Meditación

"Si quieres vencer la ansiedad de la vida, vive el momento, vive la respiración".
– Amit Ray

En este capítulo, te ayudaré a alcanzar el éxito en tu práctica de meditación. Como ya sabes, la meditación ha transformado mi vida. Sé que, con dedicación, también puede hacerlo por ti.

Para comenzar, cierra los ojos después de leer estas instrucciones. Abre la boca y exhala hasta sentir que no te queda nada de aire. Luego, inhala profundamente y siente cómo tu respiración llega hasta tu dantian. Recuerda que este es el punto justo debajo del ombligo.

Repite este proceso dos veces más y, al hacerlo, comprométete contigo mismo. Comprométete a aprender. Comprométete a crecer. Comprométete a cuidar tu salud. ¡Comprométete a vivir una vida plena de felicidad!

Una Sonrisa Saludable

Mi esposo y yo impartimos clases de meditación con regularidad. Uno de los ejercicios que solemos hacer con nuestros alumnos es fotografiar sus rostros mientras meditan. Suena raro, ¿verdad? Quizás te preguntes por qué lo hacemos. La respuesta es sencilla: tu rostro influye en tu estado de ánimo. Queremos que observes tu expresión facial mientras meditas, ya que suele ser muy reveladora. La mayoría de nuestros estudiantes no tienen ni idea de cómo se ven. A menudo escucho cosas como: "No tenía ni idea de que me veía tan enfadado".

O,

"Me veo tan triste".

¿Viste mi cara en la portada de este libro? No la puse por vanidad ni porque me crea guapa. La puse por dos razones muy concretas:

Para que sientas la energía de la meditación. Hay una sensación de calma en mi postura que me acompaña al salir de mi práctica de meditación y se integra en mi vida diaria. Esto es lo que también quiero para ti.

Mi sonrisa. ¡Sí, tu expresión facial es muy importante!

Existen estudios científicos que demuestran que sonreír nos hace sentir más felices. Según Fernando Marmolejo-Ramos: "En nuestra investigación, descubrimos que al practicar la sonrisa de forma forzada, se estimula la amígdala, la cual libera neurotransmisores que favorecen un estado emocional positivo".

No estoy diciendo que debas fingir felicidad ni ocultar síntomas de depresión o problemas de salud mental graves. Ni siquiera estoy diciendo que debas reprimir las emociones negativas con una sonrisa permanente. Lo que sí digo es que, al meditar, presta atención a tu expresión facial. Permítete reemplazarla con una suave sonrisa y observa cómo afecta a tu estado de ánimo en ese momento.

Si te sientes bien, intenta sonreír de vez en cuando a lo largo del día. Observa cómo te sientes. ¿Te ayuda a mejorar tu estado de ánimo? ¿Te ayuda a encontrar la calma en momentos en que necesitas tranquilizar tus pensamientos acelerados? ¡Inténtalo! Si no puedes hacerlo en otro lugar, hazlo durante tu práctica de meditación.

Los beneficios de la meditación

Ahora que sonríes y tu espíritu está listo, veamos más de cerca lo que sabemos que la meditación puede hacer:

- Reducir el estrés

- Controlar la ansiedad

- Promover la salud emocional

- Aumentar la autoconciencia
- Mejorar la concentración
- Retrasar el envejecimiento

¡Guau! ¿No suenan increíbles? Quizás parezca demasiado bueno para ser verdad. Créeme, he vivido situaciones muy estresantes, como te conté en el primer capítulo, y he experimentado mucha ansiedad en mi vida; pero desde que comencé mi camino con la meditación, he aprendido a controlar mi propia ansiedad. He aumentado mi autoconciencia sobre lo que me provoca enojo, tristeza, preocupación o estrés, y tengo una mayor capacidad para manejar mis emociones en estas situaciones.

La vida es estresante, pero puedes manejar tu respuesta aprendiendo a concentrarte en tu respiración en lugar de quedarte atrapado en tus pensamientos de preocupación. Con esta sensación de calma, puedes reducir tus respuestas negativas al estrés y, a su vez, aportar más tranquilidad a tu vida.

Al desarrollar tu capacidad para controlar tus pensamientos, permitiéndote dejar de vivir en ellos, también te regalas una mayor concentración. Sé que esto es algo que nuestros estudiantes valoran mucho. Trabajo mucho con adultos mayores y a menudo escucho a mis estudiantes decir lo mucho más concentrados que están durante el día, lo que les da una mayor sensación de éxito.

En nuestro mundo, especialmente en la cultura occidental, muchos creen que la vida se acaba en la vejez. Que ya no se puede experimentar nada nuevo de la misma manera que cuando se era joven. Esto simplemente no es cierto. Cuando se tiene una buena salud emocional y la capacidad de concentrarse en los objetivos, se pueden lograr grandes cosas. La meditación me ha ayudado a comprender esto. Y creo que es esta creencia, junto con los grandes beneficios físicos de la meditación, lo que también me ha ayudado a verme al menos 5 años más joven que antes de empezar a meditar.

¡Es la verdad! Verse más joven no tiene nada que ver con cremas sofisticadas ni con las últimas tendencias de belleza; viene de adentro. Cuando te sientes más joven, te ves más joven. Cuando tus órganos están en equilibrio y funcionan en armonía, se nota en tu apariencia externa, no solo en la reducción de arrugas, sino también en la forma en que te desenvuelves en el mundo. Caminas con la fuerza y la confianza de quien ha aprendido a alcanzar el equilibrio interior.

Piénsalo así: cuando estás cansado, caminas diferente que cuando tienes energía. Cuando tu mente está libre de preocupaciones, mantienes la cabeza erguida. Haces contacto visual con más facilidad. De alguna manera, física, mental y emocionalmente dices sí a vivir el momento—presente. Esta forma de ser se nota en tu presencia física.

Mientras sigues leyendo este libro, intenta prestar más atención a tu presencia física, de la misma manera que lo haces con tu expresión facial. ¿Cómo te desenvuelves en el mundo? ¿Mantienes la cabeza erguida? ¿Sientes la espalda encorvada? ¿Tienes mucha tensión en los hombros? Puedes escribir tus reflexiones en un diario. Así podrás ver tu progreso a medida que mejoras en tus meditaciones diarias.

Meditar tiene muchísimos beneficios. Sé, por experiencia propia y por la de mis alumnos, que uno de los más importantes es dormir toda la noche. Cuando duermes bien, te sientes mejor en todos los aspectos de tu vida.

Otro beneficio es una mejor circulación. Sé que muchas personas, con la edad, se quejan más de tener los pies y las manos frías. A medida que mejoras el flujo de tu chi, notarás una mejor circulación en todo el cuerpo, lo que permitirá que la sangre caliente tus extremidades frías.

A medida que desarrolles tu propia práctica, empezarás a ver estos beneficios en tu propio cuerpo y notarás cómo influyen en tu salud en general. ¡Te sentirás más joven, te verás más joven y tendrás mucha más energía!

Equilibrando tus órganos

Una de las cosas que la meditación hace para ayudarte a verte y sentirte mejor es equilibrar tus órganos. Como concepto, la idea de equilibrar tus órganos puede ser algo en lo que nunca hayas pensado antes. Pero es algo sumamente importante. Todos tus órganos influyen no solo en tu salud emocional, sino también en tu salud física y espiritual.

A muchas personas les gusta consultar a adivinos para que predigan su futuro y toda su vida. En el caso de los chinos, les encanta leer el libro anual de predicciones de relacionado con su año de nacimiento, que en China tiene 12 elementos zodiacales según el año de nacimiento.

Para mí, ninguna de estas cosas es tan importante como el futuro que tus órganos predicen para ti. Les digo a muchos de mis amigos que su futuro está en sus órganos internos: el corazón, el hígado, el bazo, los pulmones y los riñones. Si tienes órganos internos sanos, significa que puedes comer, dormir y no tienes problemas con tu sistema digestivo ni con tu metabolismo, que son las reacciones químicas en las células del cuerpo que transforman los alimentos en energía. Tu cuerpo necesita esta energía para todo, desde moverse, pensar y hasta para crecer.

Veamos más de cerca cómo podemos vivir una vida más saludable, comenzando por equilibrar nuestros cinco órganos. La medicina china reconoce cinco elementos:

- Fuego
- Tierra
- Metal
- Agua
- Madera

Estos cinco elementos son dinámicos; están en constante cambio. Cada elemento está conectado a órganos y emociones específicos.

Por ejemplo, la madera está conectada tanto al hígado como a la vesícula biliar. Las emociones asociadas con la madera son la ira, la asertividad y la bondad. Si tu ira se descontrola, puedes debilitar tu hígado. Recuerda que todo está conectado y en constante cambio. Tienes la capacidad de salir de este estado reconociéndolo, comprendiéndolo y superándolo. Las teorías que se han desarrollado sobre los cinco elementos y cómo interactúan en nuestro cuerpo y en nuestra vida pueden ser bastante complejas. Para facilitar nuestro trabajo conjunto, simplificaré las cosas. Mi objetivo es que puedas empezar a trabajar con este concepto de inmediato y que busques más recursos una vez que comprendas lo que haremos aquí juntos.

Como ya mencioné, cada órgano está asociado con un elemento. Estos son los cinco en los que nos centraremos:

- Corazón – Fuego
- Hígado – Madera

- Bazo – Tierra
- Pulmón – Metal
- Riñón – Agua

Cada elemento se asocia con emociones específicas:

- Fuego – Estrés
- Madera – Ira
- Tierra – Preocupación
- Metal – Tristeza
- Agua – Miedo

Por lo tanto, las emociones asociadas con cada órgano son:

- Corazón – Fuego – Estrés
- Hígado – Madera – Ira
- Bazo – Tierra – Preocupación
- Pulmón – Metal – Tristeza
- Riñón – Agua – Miedo

Cuando alguno de estos elementos está desequilibrado, puede afectar tu salud emocional, física y espiritual.

Ahora, veamos cómo las emociones dañan tu cuerpo en relación con tus órganos:

- El estrés debilita el corazón.
- La ira debilita el hígado.
- La preocupación debilita el bazo.
- La tristeza debilita los pulmones.
- El miedo debilita los riñones.

Cuando meditamos, logramos equilibrar estos cinco órganos. Mediante la meditación, mejoras tu chi y tu flujo sanguíneo, lo que a su vez nutre tus órganos internos, que actúan como una fábrica ininterrumpida para sostener y equilibrar tu vida. Con un corazón fuerte, puedes superar el estrés. Con riñones fuertes, puedes combatir el miedo. Con un hígado fuerte, puedes controlar tu ira y responder desde la calma. Pero existen muchos más beneficios al encontrar el equilibrio en tus órganos. Por ejemplo, si tu hígado está en buen estado, tu cuerpo será más flexible. Cuando tu hígado está sano, los tendones estarán suaves.

La meditación tiene el poder de fortalecer tu cuerpo y superar los pensamientos de la mente. Una de las razones por las que nos sentimos mal es porque algunos órganos comienzan a acumular demasiado chi. Cuando te concentras en respirar hacia tu dantian, te sientas en una buena postura y le das un descanso a tu mente, mejoras el flujo de tu chi y logras mayor equilibrio.

Supera tus desafíos

Todo aquel que inicia una práctica diaria de meditación se enfrenta a desafíos, especialmente al principio. Si ya has comenzado, probablemente sabes de lo que hablo. A veces puede ser útil unirse a una clase o incluso a un grupo de discusión. ¡Busca apoyo para no rendirte!

Uno de los desafíos más comunes que escucho es: "¡No puedo hacerlo!"

A lo que respondo: "¡Claro que puedes; simplemente no quieres!"

Cuando veo a un estudiante con dificultades para comenzar su práctica, le pido que se acueste y use la misma técnica de respiración:

- Exhala todo el chi.
- Inhala y concéntrate en enviar la respiración al dantian.
- Exhala.
- Repite esto 5 veces.

Mi objetivo al hacer esto es permitirles sentir su chi en todo su cuerpo. Enfocarte en el chi puede ayudarte a alcanzar la calma mental.

Todos tenemos la capacidad de meditar si nos comprometemos a intentarlo. Sí, algunos días será difícil calmar la mente. Es comprensible. Te enfrentas a muchas cosas en tu vida diaria.

¡Recuerda, eres fuerte! Puedes controlar tus pensamientos, tu ansiedad, tu estrés y todo aquello que te hace sentir cansado, triste, enojado o enfermo.

Elegiste este libro por curiosidad. Lo elegiste porque sabes que quieres sentirte mejor, y hay una parte de ti que entiende que una práctica de meditación saludable es fundamental para lo que necesitas ahora mismo. Así que, sigue adelante. Acuéstate sobre una manta ahora mismo y practica sentir tu chi.

Otro desafío común para la mayoría de los principiantes es lograr la postura. Les resulta incómodo el entumecimiento en las piernas. ¡Esto también es normal! Sin embargo, ese entumecimiento es una señal de que estás sano. Con el tiempo, te acostumbrarás a la postura e incluso llegarás a disfrutarla.

A veces, los principiantes sienten mucho sueño al meditar. Esto también es normal. No están acostumbrados a sentarse durante largos periodos de tiempo sin hacer nada. De hecho, la vida suele ser justo lo contrario. Constantemente se nos exige hacer más cosas en un día de las que podemos abarcar. Se valora la multitarea, mientras que salir del trabajo a tiempo para lograr un equilibrio positivo entre la vida laboral y personal se ve con malos ojos. Nuestro cuerpo está en constante actividad, mientras que nuestro cerebro se anticipa para prepararse para la siguiente tarea.

Si sientes la necesidad de dormir, permítete dormir. En nuestra clase, permitimos que nuestros alumnos duerman 15 minutos si lo necesitan, y cuando los despertamos suavemente, les preguntamos si están listos para comenzar su práctica.

Sean cuales sean los desafíos que enfrentes en tu práctica, recuerda que siempre puedes superarlos. Si sientes que no puedes, ¡busca ayuda! Siempre hay alguien que ha pasado por momentos similares a los que estás viviendo.

Deja de usar tu mente, empieza a usar tu respiración

En el primer capítulo, compartí contigo algunas formas sencillas de prepararte para una práctica de meditación satisfactoria. En este capítulo, quiero compartir contigo todo lo que necesitas saber para empezar a comprender el camino de la meditación.

Algunos puntos se repetirán. No hay problema. Aprendemos con la repetición. Aprendemos practicando. Para aprender a meditar, no solo aprenderás a respirar, sino también a prepararte a ti mismo y a tu espacio.

Este es el camino de la meditación:

TU HORARIO

Debes meditar a la misma hora todos los días. Si eres principiante, pon una alarma para quince minutos y aumenta el tiempo cuando te sientas cómodo. Tu objetivo es meditar 45 minutos seguidos para obtener los máximos beneficios terapéuticos.

No es tan efectivo meditar en diferentes momentos del día. Además, es más fácil encontrar una excusa para que otras tareas se interpongan. Por eso, recomiendo meditar a primera hora de la mañana. Estás fresco. Los acontecimientos del día aún no te agobian. Meditar es tu máxima prioridad.

TU ROPA

Usa ropa holgada. Esto favorece el flujo de tu chi en lugar de interrumpirlo. Sé que esas bonitas imágenes de personas con ropa de yoga a la moda resultan atractivas, pero no son apropiadas para lograr un buen flujo.

TU ENTORNO

Necesitas preparar un espacio interior sin ventilador ni aire acondicionado. Como aprendiste en el Capítulo 1, es normal sudar. Ten una toalla a mano para cuando termines.

Asegúrate de que no haya ruidos fuertes. Estos pueden interrumpir fácilmente tu meditación, especialmente al principio. Si meditas en casa, es recomendable poder cerrar la puerta de la habitación para que no te molesten familiares ni mascotas.

Compra un buen cojín de meditación. Esto te ayudará a lograr la postura correcta.

TU POSTURA

- Usa tu cojín de meditación para sentarte unos cinco centímetros más alto que tus piernas cruzadas.

- Apoya el peso de tu cuerpo sobre las rodillas. Tu cuerpo debe estar ligeramente inclinado hacia adelante.

- Relaja los hombros.

- Dirige la mirada hacia un punto a unos 30 centímetros de tu cuerpo. Una vez que encuentres ese punto, mantén la vista fija en él durante todo el calentamiento.

- Mantén la cabeza recta y la barbilla ligeramente hacia adentro.

- Junta las manos delante de las piernas. Coloca ambas manos juntas con los pulgares tocándose; mantenlas ahí delante de las piernas. Esta es la forma de canalizar el chi de tu cuerpo.

- Cruza las piernas, ya sea con una sola pierna arriba o con ambos tobillos arriba. Cuando no cruzamos las piernas, el 70% del flujo sanguíneo se concentra en la parte inferior del cuerpo, desde la cintura hasta los dedos de los pies. Al cruzar las piernas, el flujo sanguíneo se bloquea y busca una nueva ruta para circular por el resto del cuerpo. Es normal sentir entumecimiento en las piernas después de 15 o 30 minutos de meditación, o incluso antes en algunos casos. La sensación de entumecimiento es señal de que tu cuerpo está sano.

CALENTAMIENTO

Realiza varias exhalaciones e inhalaciones (exhala primero, luego inhala y retén la respiración de 3 a 5 segundos). Exhala por la boca e inhala por la nariz; repite esto 5 veces hasta que te sientas cómodo.

LA PRÁCTICA

Después de la técnica de respiración de calentamiento anterior, cierra los ojos.

Si tienes más de 50 años, cierra la boca y mueve la lengua.

Durante la meditación, tendrás mucha saliva; trágala lentamente. El objetivo de este procedimiento es activar y elevar el chi de tus riñones, que representan el elemento agua. Al mismo tiempo, esto activará y disminuirá el chi del corazón, que representa el elemento fuego. Una vez que el agua y el fuego se encuentran, experimentarás una mayor sensación de calma y dormirás mejor. Esta es la interacción entre el corazón y los riñones, y la armonización del concepto de fuego y agua. Durante la meditación, mantén los ojos cerrados. Al mismo tiempo, abre tu ojo interior y mira hacia adelante a través del centro de tu frente. Mientras lo haces, debes estar completamente relajado—no te esfuerces, hazlo de forma natural.

El ojo interior también se conoce como el tercer ojo. El tercer ojo es un ojo invisible, místico y esotérico, generalmente representado en la frente, que proporciona una percepción más allá de la vista ordinaria.

Al meditar, debes cerrar los ojos y luego mirar hacia adelante a través del centro de tu frente. La técnica requiere que estés completamente relajado y que mires hacia adelante como si tuvieras los ojos abiertos.

Una vez que cierres los ojos y mires hacia adelante, es posible que te vengan muchos pensamientos a la mente.

Como principiante, es difícil despejar todos los pensamientos durante la meditación. Tenemos una técnica llamada "Jue" (conciencia) y "Zhao" (cuidado). Consiste en que, cuando surge un pensamiento, te permites tomar conciencia de él de inmediato y luego lo gestionas sin profundizar en él.

Aquí tienes una historia real para que entiendas mejor a qué me refiero:

Un día, después de nuestra clase, estaba hablando con una compañera.

"Celia, creo que pude usar Jue y Zhao para alcanzar un estado de meditación de atención plena".

"¡Muy bien, Ángela! ¿Cómo lo hiciste?"

"Sin darme cuenta al principio, empecé a pensar en qué preparar para la cena. Antes de que pudiera pensar en qué comprar de camino a casa y cómo prepararlo, me detuve. Reconocí que estaba teniendo ese pensamiento y lo dejé ir".

"¿En qué se diferenció esta vez de las demás?"

"Me sentí fuerte. Normalmente, a mi mente le cuesta soltar las cosas.

Tengo que dejar que termine de hacer mentalmente la lista de la compra y cómo la voy a preparar antes de poder dejar de pensar en ello. Y a veces este proceso mental se repetía por miedo a olvidar lo que había decidido. Pero esta vez, me dije a mí misma que lo resolvería después de nuestra sesión, y lo dejé ir".

"¡Excelente trabajo, Ángela! ¿Cómo te fue el resto de la meditación?"

"¡Fue genial! Intentaron surgir más pensamientos, y usé las mismas técnicas. No me enfadé conmigo misma ni intenté ignorar los pensamientos. En cambio, los reconocí y les hice saber que no era el momento adecuado. Pude dejarlos ir y volví a mi meditación sin frustración".

Existe otra técnica, que llamamos "Bai nian buru yinian", que significa "cien pensamientos son peores que uno solo".

Esta técnica te pide que te concentres en una sola cosa. Mi esposo y yo les decimos a nuestros alumnos que imaginen una flor de loto. Cierras los ojos y luego abres el tercer ojo para mirar hacia adelante, e imaginas que ves una flor de loto con él. Al mantener esta imagen en tu mente, concentras tu atención en un solo pensamiento. Cuando generas suficiente chi desde tu dantian y este fluye a través del chakra raíz hasta el chakra corona, podrás ver fácilmente la flor de loto con tu tercer ojo.

DESPUÉS DE LA MEDITACIÓN

Repite la respiración. Exhala primero por la boca e inhala por la nariz cinco veces. Recuerda hacerlo lenta, suave y fluidamente.

Relaja las piernas lentamente. Luego, usa las palmas de las manos para dar palmaditas en la parte interna y externa de los muslos y las pantorrillas. A cada lado, treinta y seis palmadas. Las palmadas sirven para mejorar la circulación sanguínea y liberar el entumecimiento.

Levántate lentamente.

EL RESULTADO

Una vez que tu chi y tu flujo sanguíneo mejoren, y tus órganos internos gocen de mejor salud, despertarás sintiéndote más tranquilo, radiante y renovado.

Tu camino hacia una mejor salud

Una de las analogías que me encanta es la de los números de la vida. Los ceros representan todas las demás áreas de tu vida; por ejemplo, la riqueza material, tu hogar, una buena carrera y las experiencias que creas para ti y tus seres queridos.

El número uno representa tu salud. Piénsalo así:

0 – casa
0 – carrera
0 – auto
0 – viajes
0 – pasatiempos
0 – otros logros

¡Sin el 1, no hay riqueza! Sin salud, es difícil disfrutar de todo lo bueno de la vida, incluso de la familia. Por supuesto, seguirán brindándote alegría y estando ahí para ti en la medida de lo posible, pero solo tú puedes regalarte una buena salud.

La meditación es solo el comienzo, pero es un excelente punto de partida. ¡Me alegra mucho que hayas empezado!

Un momento de reflexión

Ahora que has comenzado tu práctica de meditación, reflexiona sobre lo siguiente al menos una vez por semana:

- ¿Qué desafíos enfrento?

- ¿Cómo puedo superar estos desafíos?

- ¿Qué logros estoy experimentando? (Recuerda que no tienen que ser trascendentales. Pueden ser pequeños como: Medita durante diez minutos completos antes de sentir sueño. O: Logré silenciar mis pensamientos negativos durante los quince minutos de meditación esta mañana). Reconoce tus logros y celébralos.

- ¿He notado alguna mejora en mi salud mental? ¿O en mi salud física? (De nuevo, no tienen que ser grandes. ¡Reconoce cada mejora que notes! ¡Esto te ayudará a ver que estás progresando!).

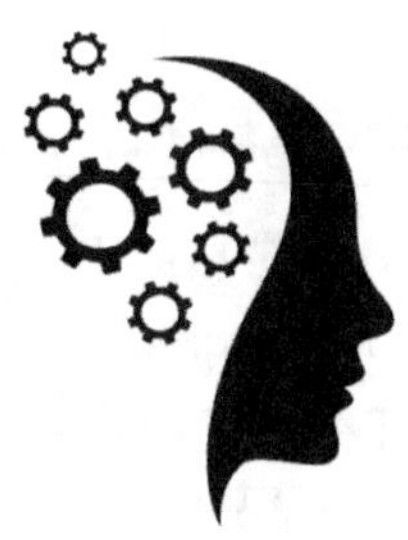

CAPÍTULO 3

Mente sana, cuerpo sano

"Aprende a estar en calma y siempre serás feliz"

— **Paramahansa Yogananda**

La meditación me ayudó a reconectar conmigo misma. Me ayudó a controlar mi tristeza por los acontecimientos del pasado, mi ansiedad y mi preocupación por el futuro. También me ha enseñado a vivir el presente. Cada mañana, agradezco un nuevo día. Pero, sobre todo, agradezco esta vida y todas las oportunidades de crecimiento que me ha brindado. Este es el regalo que me ha dado la meditación: gratitud—gratitud por todo lo que me he convertido.

Sentarme en silencio conmigo misma me ha traído la paz interior que siempre deseé, pero que no creía posible. Solía darle demasiadas vueltas a todo. Esto me generaba mucho estrés, y esto me causaba problemas de salud. El estrés es una de las peores cosas que puedes permitir que tu cuerpo experimente. El estrés no solo provoca envejecimiento prematuro, sino que también puede alterar el sueño, causar problemas estomacales, provocar dolores de cabeza y generar tensión en las relaciones. Cuando logré reconocer las cosas en la vida que me causaban estrés y calmar mis pensamientos negativos, sentí una gran mejoría en mi bienestar físico, emocional y espiritual.

En este capítulo, quiero explorar más a fondo los beneficios de desarrollar una práctica diaria de meditación. Tengo algunas historias que compartir para demostrar que la meditación funciona. Lo he sentido y lo he presenciado.

Libérate del estrés

A lo largo de los años, muchos de nuestros estudiantes me han comentado que manejan mejor sus niveles de estrés. En lugar de vivir preocupados, ansiosos y deprimidos por las situaciones estresantes de la vida, sueltan el control y se permiten disfrutar de lo bueno.

Piensa en cómo te sientes cuando estás estresado por algo. Quizás tienes un nuevo jefe en el trabajo que te complica las cosas. Te preocupas a diario por tu carrera. Esto te irrita en casa y te hace más propenso a desquitarte con tus hijos, lo que a su vez te hace sentir mal contigo mismo. Se convierte en un círculo vicioso de preocupación, ansiedad, ira y tristeza, que puede provocar una gran cantidad de problemas de salud y depresión a largo plazo.

Cuando meditas, te ayudas a manejar el estrés al tomarte un momento para respirar antes de reaccionar negativamente. Te permites pensar con mayor claridad. Tu cuerpo se fortalece. Eres capaz de aclarar tus pensamientos y tomar decisiones desde un estado de ánimo productivo. ¿Por qué?

La meditación te ayuda a controlar el estrés de varias maneras: una de ellas es que reduce el cortisol.

El cortisol es una hormona que liberan las glándulas suprarrenales para ayudarte a controlar el estrés. Cuando los niveles de cortisol son constantemente altos, tiene un impacto negativo en tu cuerpo de muchas maneras.

- Debilidad muscular
- Fatiga intensa
- Dificultad para concentrarte
- Acné
- Aumento de peso en la zona abdominal
- Presión arterial alta
- Dolores de cabeza

Creo que todos podemos estar de acuerdo en que vivir el día a día en un estado de estrés es perjudicial tanto física como emocionalmente. Tómate un momento para reflexionar sobre el estrés que enfrentas a diario. ¿Lo estás manejando? ¿Sientes que siempre estás estresado?

¿Experimentas alguno de los síntomas negativos mencionados anteriormente?

Quiero compartir contigo la historia de una de nuestras alumnas, cuya meditación la ayudó a liberar el estrés:

"Buenas noches, Susan. Encantada de conocerte"

"¡Igualmente encantada de conocerte, Celia! Espero que puedas ayudarme"

"¿En qué necesitas ayuda?"

"Estoy agotada todo el día. Me levanto cansada y me acuesto cansada. Sinceramente, estoy harta de sentirme cansada"

Detrás de la débil sonrisa de Susan, pude percibir su ansiedad, su tristeza y su frustración. Como era nuestro primer encuentro, no quise indagar demasiado en su vida. En ese momento, sentí que necesitaba empatía y comprensión.

"Creo que podemos ayudarte, y me alegra mucho que estés aquí. ¿Por qué no vienes y buscas un sitio en la sala? Te enseñaré a encontrar la postura correcta"

Al final de la clase, noté que Susan estaba decepcionada. Sabía que si perseveraba, la meditación podría cambiarle la vida, entonces decidí hablar con ella.

"¿Cómo te sientes ahora, Susan?"

"Sinceramente, me siento más frustrada. No podía evitar que me vinieran los pensamientos, y cuanto más tiempo meditaba, peor me sentía. Creo que me siento peor".

Lamento mucho oír eso. Pero, por favor, no te desanimes. Si meditar fuera fácil, todo el mundo lo haría. Tiene muchísimos beneficios. Sé que aún no te conozco muy bien, pero espero que vuelvas. Prueba esto en casa esta semana: durante cinco minutos al día, busca un lugar tranquilo y simplemente respira como lo hicimos al principio de la clase. Concéntrate en tu respiración. Es así de sencillo. No seas demasiado dura contigo misma. Tu objetivo es sentirte mejor, no peor. Es normal experimentar estas dificultades, sobre todo al principio, pero si logras perseverar, te prometo que te ayudará a a sentirte más despierta, concentrada y con más energía".

Susan asintió. Sabía que no me creía, pero tenía la esperanza de que lo intentara de nuevo.

Entró en nuestra siguiente clase con un aire algo inquieto.

"Me alegra mucho que hayas vuelto, Susan. ¿Probaste el ejercicio de respiración esta semana?"

"Gracias, Celia. Lo hice, y es la razón por la que he vuelto. Solo puedo hacerlo por la noche antes de acostarme porque las mañanas son demasiado ajetreadas para mí, pero descubrí que me ayudaba a relajarme antes de dormir. Dormí de maravilla las dos últimas noches".

Durante las semanas siguientes, conocí mejor a Susan y las causas de su agotamiento. Una de las razones por las que Susan estaba tan cansada todo el día era porque tenía que levantarse muy temprano para preparar el desayuno para toda la familia antes de ir a trabajar. Después del trabajo, tenía que volver a cocinar para la familia y limpiar ella sola para que la cocina estuviera lista para la mañana siguiente. Para complicar aún más las cosas, vivía con su suegra, con quien le resultaba muy difícil comunicarse. También me contó que a veces le costaba comunicarse con su marido. Susan no recordaba un momento de su vida en el que no hubiera vivido cada día sintiéndose estresada.

Después de dos meses de meditación, me contó que le resultaba más fácil comunicarse con su suegra, lo que redujo considerablemente el estrés en su vida familiar. Su esposo la apoyó en su práctica, lo que la hizo sentir apreciada por primera vez en mucho tiempo. Susan también me compartió que su relación había mejorado notablemente. Sentía que podía pedirle ayuda sin que él se enojara.

Susan había establecido un horario de unos 30 minutos para meditar antes de acostarse, todos los días, además de asistir a nuestra clase de meditación una vez por semana.

La calidad de su sueño mejoró notablemente, lo que la ayudó a sentirse más descansada por la mañana. También descubrió que tenía más energía y paciencia en el trabajo. Susan aprendió además la importancia de sonreír; descubrió que le encantaba sonreírle a la gente. La hacía sentir bien. Las personas en el trabajo y en casa también reaccionaban de manera diferente cuando sonreía.

El motivo de los cambios que experimentó Susan fue que su práctica de meditación consciente redujo el nivel de cortisol en su organismo.

La reducción del cortisol disminuyó el estrés, la ansiedad y la depresión que sentía. Susan se sentía mucho más feliz y le encantaba compartir sus experiencias de meditación con todos sus amigos. Empezó a animar a todos sus conocidos a meditar también.

Pausa para la meditación

- Siéntate con las piernas cruzadas, con una pierna arriba o ambas piernas una encima de la otra, en una habitación tranquila y cálida. Pon la alarma para 10 minutos.

- Exhala para empezar a liberar todo el chi.

- Inhala profundamente, dirigiendo tu chi hacia tu dantian. (Recuerda la sensación de tus manos justo debajo del ombligo).

- Al inhalar, retén el chi de 3 a 5 segundos.

- Exhala.

- Repite esto de 3 a 4 veces.

- Permite que tu mente y tu cuerpo permanezcan en silencio. Si los pensamientos no deseados te distraen, vuelve siempre a tu respiración. Sé siempre amable contigo mismo. Tus pensamientos pueden ser poderosos y no quieren ser silenciados. Intenta no frustrarte. Simplemente, vuelve con calma a tu respiración.

Escucha a tu cuerpo

"Sentarse y estar en silencio un rato a solas es, sin duda, un acto radical de amor"

– Jon Kabat-Zinn

En el capítulo anterior, hablé mucho sobre tus órganos, los elementos a los que están conectados y cómo puedes usar la meditación para ayudarte a recuperar el equilibrio. Cuantas más herramientas tengas a tu disposición, mejor podrás escuchar a tu cuerpo. Sentarse en silencio y simplemente escuchar no solo es sanador, sino que también puede ser revelador.

Tú, como yo y la mayor parte de la humanidad, vives tu día a día con un diálogo interno constante. Parte de él es útil y parte es simplemente ruido. Este ruido puede interferir con mucha información que tu cuerpo te comunica. Uno de los mayores beneficios de la meditación es que te brinda la oportunidad de conectar con tu cuerpo.

Muchas personas también afirman empezar a comer mejor después de desarrollar una práctica de meditación constante. Esto no es casualidad. ¿Alguna vez has pasado por un momento muy estresante en tu vida en el que recurriste a la comida para sentirte mejor? No te sientas mal, todos lo hacemos. Tu relación con la comida puede ser complicada, pero no tiene por qué serlo. Tu cuerpo sabe exactamente lo que necesita; todo se reduce a escucharlo. Pero no solo eso, también se trata de comprender cuál es tu relación con la comida.

Tómate un momento ahora para reflexionar sobre tus propios hábitos alimenticios. Profundizaremos mucho más en este tema más adelante en el libro. Te presento esto ahora para que, a medida que continúes desarrollando tu práctica de meditación, puedas conectar mejor con tu cuerpo y comprender cómo lo que comes lo afecta.

Puedes anotar tus respuestas o simplemente reflexionar sobre ellas mientras respondes las siguientes preguntas:

- ¿Permites que tus emociones guíen tus hábitos alimenticios?

- ¿Comes más o menos cuando estás molesto?

- Si tuvieras que calificar tus hábitos alimenticios diarios actuales del 1 al 10 (siendo 10 el más saludable y 1 el menos), ¿qué número te darías?

- ¿Cómo se beneficiaría tu cuerpo de comer con más consciencia?

Otro beneficio de la meditación es que fomenta un sentido de responsabilidad hacia uno mismo. Cuanto más te conectas con las necesidades de tu cuerpo, más deseas cuidarlo. Esta autoconciencia puede ayudarte a desarrollar fortaleza para reconocer y afrontar las adicciones. Si sabes que bebes demasiado alcohol, te estás dando una herramienta poderosa para ayudarte a dejar de beber o para obtener la ayuda y el apoyo que necesitas para superar tu adicción.

Algunos beneficios físicos adicionales de la meditación son:

- Mejora del metabolismo. Escuchar a tu cuerpo y comer según tus necesidades, en lugar de como respuesta emocional a los desafíos de la vida, es una forma de mejorar tu metabolismo. Además, la meditación inspira a las personas a moverse más. De nuevo, puedes escuchar los mensajes que te envía tu cuerpo. A menudo, al hacerlo, te indicará cuándo necesita estar más activo y cuándo necesita descansar. Cuando te mantienes activo, ayudas a tu cuerpo a mantener un metabolismo saludable, lo que a su vez te ayuda a mantener el peso ideal.

- Mejora de la digestión. Al principio de este capítulo hablamos sobre el estrés y cómo la meditación te ayudará a regularlo. Uno de los impactos negativos del estrés en el cuerpo, junto con otros, es su impacto en la digestión. El estrés puede provocar hinchazón, dolor e incluso problemas intestinales. Al liberar el estrés y trabajar para lograr una vida diaria más tranquila, ayudas a tu cuerpo a digerir mejor.

- La meditación puede ayudar a disminuir el dolor crónico, como el de la artritis. Vivir con dolor puede causar depresión, estrés y ansiedad. Se convierte en un círculo vicioso donde el dolor causa ansiedad, y luego la ansiedad causa más dolor. La meditación te saca de ese ciclo. Te permite liberar la ira y el estrés causados por el dolor y te lleva a un estado de calma. En un estado de calma, tienes más fuerza para controlar tu condición.

- Puede ayudarte a aumentar tu deseo sexual. Todo se reduce a la conexión mente-cuerpo. Cuando te escuchas a ti mismo y te sientes bien contigo mismo, tomas mejores decisiones para tu cuerpo. Cuando sientes fuerza en ti mismo y confianza en tu cuerpo, le das un impulso saludable a tu deseo sexual. ¡Piensa en ello como llenar el tanque!

- Cuando estás estresado, causas inflamación en todo el cuerpo. Esa inflamación puede causar una gran variedad de problemas de salud, como diabetes, obesidad, enfermedades cardíacas y accidentes cerebrovasculares.

- ¡Te verás y te sentirás más joven! Reducir el estrés, comer bien y escuchar a tu cuerpo te quitará años de encima. Mejor que cualquier crema facial o vitamina, suavizará las líneas de expresión. La confianza que sientas en ti mismo se reflejará en tu postura. Tendrás más energía que en años. ¡Créeme! Trabajo con muchos adultos mayores y lo he visto en muchísimos de ellos.

- Se ha demostrado que es beneficioso para la salud del corazón y para reducir la presión arterial.

La lista de beneficios físicos es mucho más larga. Por ahora, me detendré aquí y les compartiré otra historia de una de mis alumnas:

"Celia, muchas gracias por la sesión"

"De nada. Me alegra que estés aquí"

"A mí también. ¿Te he contado ya lo mucho que me ha ayudado esta clase?"

Tuve que detenerme un momento a pensar. Me preocupaba que me lo hubiera contado y que tal vez no lo recordara en ese instante.

"Sabes, Amy, creo que no. De todas formas, me encantaría escucharlo". El rostro de Amy se iluminó.

"Cuando empecé, estaba agotada todo el tiempo. Sabía por qué, pero no creía que pudiera solucionarlo. Tenía que levantarme casi cada hora por la noche para ir al baño. Nunca me despertaba descansada porque nunca dormía bien. Nunca podía conciliar un sueño profundo porque siempre tenía que levantarme"

"Sí, de hecho, creo que me lo dijiste antes de venir a la clase"

"Ah, sí… sí, fuiste tú quien me dijo que la meditación me ayudaría, y tengo que ser honesta, era escéptica, pero ¿sabes qué? Ha hecho maravillas. Después de solo un mes, empecé a dormir de corrido desde las 11 p.m. hasta las 5 a.m. Son 6 horas completas de sueño ininterrumpido. Es increíble. Me siento mucho mejor"

"¡Me alegro mucho! Gracias por compartir tu historia conmigo".

Déjame explicarte por qué Amy tuvo tan buenos resultados. Cuando medita, sus riñones, que representan el elemento agua, se elevan, y su corazón, que representa el elemento fuego, desciende, y este proceso crea el equilibrio entre el agua y el fuego: esa es la interacción entre el corazón y los riñones, lo que a su vez mejora la calidad de su sueño, y ya no necesita ir al baño cinco veces por noche.

La meditación te ayuda con tus emociones

"Meditar es elegir no involucrarse en el drama de la mente, sino elevarla a su máximo potencial"

– Amit Ray

He hablado sobre los beneficios de la meditación para el estrés, así como sobre los beneficios físicos de una práctica regular. El último aspecto en el que me gustaría centrarme son tus emociones. Tu respuesta emocional a tus experiencias puede tener un impacto negativo o positivo en tu salud y bienestar.

Piensa en alguna ocasión en la que te enojaste mucho con alguien a quien quieres porque tus emociones eran tan intensas que no pudiste controlarte. Tal vez gritaste. Tal vez hiciste llorar a tu hijo o tu esposa no te habló esa noche, o tal vez tu jefe te despidió. ¿Cómo te sentiste después?

Con frecuencia, cuando dejamos que nuestras emociones nos dominen, nos cuesta ver la realidad de una situación y abordarla racionalmente desde un estado mental tranquilo. Reaccionamos con ira. Reaccionamos de forma exagerada y, en el 99.99999% de los casos (quizás incluso en el 100%), no nos sentimos mejor. La situación suele empeorar en lugar de mejorar. No he conocido a nadie que admita no haber reaccionado nunca emocionalmente ante una situación dolorosa. Nos pasa a todos.

La meditación puede ayudarte a recuperar el control en momentos de tensión. También puede ayudarte a controlar tus pensamientos cuando estás herido, enojado o molesto.

Aquí tienes algunas maneras de controlar tus emociones:

- *Al meditar, reeducas tu cerebro para que, ante una situación que te perturba, automáticamente cambie a una respuesta más tranquila.*

- *Al meditar, aumentas tus niveles de serotonina, lo que te ayuda a estabilizar tu estado de ánimo.*

- *Al meditar, te sientes más relajado. Como ya mencioné, reduce la presión arterial, lo que te ayuda a mantener la calma en situaciones difíciles.*

- *Al meditar, aprendes a calmarte sin depender de estimulantes externos como el alcohol o las drogas.*

- *Al meditar, le das un respiro a tu cerebro. Básicamente, le permites que no se agote. En este tiempo de descanso, se fortalece.*

- *Al meditar, aprendes a concentrarte en tu respiración. Esta es una herramienta increíble para calmar tus emociones en el momento.*

- *Al meditar, te demuestras cuánto te valoras y te quieres. Cuando te sientes querido, es más fácil ser compasivo con los demás.*

La meditación transforma la vida en cuanto a tus habilidades de comunicación y tu capacidad para controlar tus emociones en el momento. Voy a compartir una última historia de éxito para este capítulo:

Freddie entró a clase e inmediatamente me di cuenta de que estaba decaído. Le sonreí y decidí que se acercara a hablar conmigo si lo necesitaba. Sentí que aún no estaba listo para hablar de ello.

Durante la clase, lo vi abrir los ojos y frotarse la frente. Necesitaba orientación. Me acerqué y le hablé en voz baja:

"Freddie, sé que estás aquí porque tienes metas muy importantes que alcanzar".

Asintió, con los ojos llorosos.

"Concéntrate en tu respiración. No te compliques. Simplemente respira. Recuerda exhalar profundamente y, al inhalar, enfócate en dirigir esa respiración hacia tu dantian".

Al final de la sesión, Freddie fue el último en levantarse. Estaba listo para hablar. Solo llevaba un mes viniendo, pero lo conocía lo suficiente como para saber que no se acercaría a mí.

Me acerqué a él y le pregunté: "¿Te sirvió el recordatorio de respirar?".

"Sinceramente, Celia, no lo sé. Aprecio que intentes ayudarme, pero quizás no tenga remedio"

"¡No tienes remedio! Recuérdame por qué viniste"

Freddie respiró hondo y me miró a los ojos. "Porque me enojo todo el tiempo. Les grito a mi esposa, a mis hijos y a mis compañeros. Nunca me siento bien. Siento que todos andan con pies de plomo a mi alrededor y lo odio. A veces ni siquiera sé por qué estoy tan enojado; o la razón es tan insignificante que ni siquiera debería importar".

"¿Ha pasado algo desde nuestra última clase?"

Parecía reacio a responder. Esperé y finalmente lo hizo.

"Sí. Ayer le grité a uno de mis nuevos empleados delante de todos. Fue por una tontería. Se le había olvidado preparar un documento breve para la reunión de equipo de ese día. No era nada importante, y podría haberlo enviado por correo electrónico después de la reunión. En fin, esta mañana todo el equipo estaba en silencio. Les pregunté por qué, y una empleada muy valiente me dijo que ya no aguantaba más mi mal genio. Digo "valiente" porque parecía aterrorizada. Eso es lo que me dolió. No quiero asustar a la gente. Creía que estaba mejorando, pero obviamente no es así".

"Primero que nada, todo lleva tiempo, así que ten paciencia y sé amable contigo mismo. Una vez que lo logres, también podrás hacerlo con los demás. Es a través del amor propio que alcanzarás el éxito. La próxima vez que sientas que las emociones te pueden dominar, recuerda lo que acabo de hacer en la sesión. ¿Puedes decírmelo?"

"Sí, me recordaste que me concentrara en mi respiración"

"Sí. Si no funciona de inmediato, no te enojes contigo mismo. Inténtalo de nuevo. Si te encuentras en una situación en la que esto te incomoda, simplemente dile a la persona o personas con las que estás que necesitas un momento. Busca un lugar tranquilo y recuerda exhalar lo suficiente para expulsar el chi, y luego dirige tu inhalación a tu dantian"

"Seguiré practicando"

"Me alegro mucho. Sé que puedes lograr tus objetivos. ¡Mantén el rumbo!"

A Freddie le tomó seis meses de asistir a nuestra clase sentir que había logrado el éxito en sus objetivos. Cuando se encontraba con personas y situaciones difíciles, inmediatamente respiraba hondo y dejaba de pensar. Básicamente, se enviaba una señal a sí mismo para dejar de pensar, concentrándose en respirar profundamente durante 3 a 5 segundos. Al hacerlo, no reaccionaba impulsivamente ante las personas o situaciones difíciles. Al meditar, entrenaba su cerebro para concentrarse en el presente, lo que le ayudaba a aprender a controlar y procesar sus emociones en el momento. Tras dejar de pensar por unos segundos, dirigía su atención a la respiración, lo que le producía una sensación de alivio.

Un momento para reflexionar

Piensa en las tres historias que he compartido contigo en este capítulo y reflexiona sobre lo siguiente:

De cara al futuro, ¿cuál sería tu historia de éxito con la meditación? ¿Cómo te ayudaría aquietar tu mente a alcanzar tus objetivos físicos, emocionales e incluso espirituales?

Si lo deseas, escribe una historia tal y como yo he hecho con las de aquí. ¡Puedes estar hablando con un profesor, un amigo o un ser querido y contándoles todo sobre tu éxito y lo mucho que significa para ti!

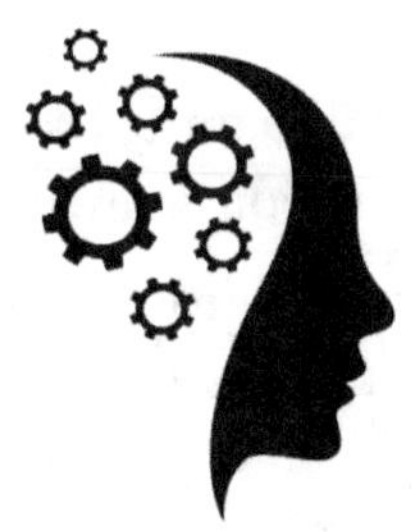

CAPÍTULO 4
La importancia del sueño

"El mejor puente entre la desesperación y la esperanza es una buena noche de sueño"
– E. Joseph Cossman

Una de las mejores cosas que puedes hacer por ti mismo es dormir bien por la noche. Aunque quizá no lo notes, son muchas las cosas buenas que ocurren en tu cuerpo mientras duermes. En este capítulo, compartiré contigo algunas formas en las que puedes ayudarte a dormir mejor, cómo un buen descanso nocturno te ayudará con tu práctica de meditación y también cómo la meditación te ayuda a adquirir mejores hábitos de sueño.

La mejor hora de la noche para dormir

¿Sabías que hay una hora óptima de la noche para dormir? Quizás hayas dicho o hayas oído a alguien decir: "Soy noctámbulo. No puedo dormirme antes de la 1 o las 2 de la madrugada".

Bueno, puede que te parezca lo correcto, pero podrías estar perjudicando a tu cuerpo. Siempre le digo a la gente que la mejor hora para dormir por la noche y tener suficiente energía al día siguiente es acostarse antes de las 11 de la noche, o como muy tarde a esa hora. Es entonces cuando tu cuerpo puede alcanzar un descanso óptimo.

Según el Clásico de Medicina Interna del Emperador Amarillo, "cuando el qi yang del cuerpo se ha agotado, uno debe acostarse, y cuando el qi yin se ha agotado, uno necesita dormir". Entre las 11:00

p.m. y la 1 a.m., y entre las 11 a.m. y las 1 p.m., el qi yin y el qi yang se alternan, por lo que es el mejor momento para acostarse y descansar.

La medianoche es el momento en que el yin qi y el yang qi —agua y fuego, respectivamente— se encuentran. Esto se conoce como Heyin o "la unión del yang con el yin". Es en este punto donde el yin qi alcanza su máxima intensidad. Al mediodía, ocurre lo contrario: el yang qi alcanza su máxima intensidad y es cuando el yin se une al yang, también conocido como Heyang.

El yang qi en el cuerpo humano es como el sol en la naturaleza. En el Clásico de Medicina Interna del Emperador Amarillo se registra que hay 24 términos solares en un año y 24 términos solares en un día. Las cinco de la mañana equivalen al término solar "Despertar de los Insectos" (jīng zhé), que también coincide con el amanecer. Por lo tanto, es mejor despertarse a esta hora. Cuando la energía de nuestro cuerpo resuena con la energía del universo y la energía de la naturaleza, potenciamos nuestra energía corporal.

Voy a compartir una tabla para mostrarte qué debes hacer durante el ciclo de qi de 24 horas para mejorar tu salud.

Sigue el horario para mantenerte saludable

Ciertos órganos funcionan de manera óptima en determinados momentos del día. Los órganos actúan como el reloj biológico oculto en el cuerpo, y si les prestas atención, empezarás a sentirlo. Estos son los momentos del día en que debes descansar, dormir, comer, beber e intentar evacuar:

- 5 a. m. a 7 a. m. – El intestino grueso está de servicio (baño).
- 7 a. m. a 9 a. m. – El estómago está de servicio (desayuno).
- 9 a. m. a 11 a. m. – El bazo está de servicio (estiramiento).
- 11 a. m. a 1 p. m. – El corazón está de servicio (descanso).
- 1 p. m. a 3 p. m. – El intestino delgado está de servicio (almuerzo).
- 3 p. m. De 5 p.m. – La vejiga está activa (beber agua).
- 5 p.m. a 7 p.m. – Los riñones están activos (cena).
- 7 p.m. a 11 p.m. – El meridiano cardíaco y el triple energizador están activos (descansar y meditar).

- 11 p.m. a 5 a.m. – La vesícula biliar, el hígado y los pulmones están activos (dormir).

Si alguien desea tomar una siesta en otro momento del día, debe seguir las necesidades de su cuerpo y tomarla de inmediato, ya que nuestra práctica consiste en seguir las necesidades de nuestro cuerpo y escuchar nuestra voz interior. Si lo necesitas, toma una siesta de 15 a 30 minutos; esto te ayudará a regular tu reloj biológico y a mantener un cuerpo y una mente sanos.

Además, si tienes muchas cosas que hacer y crees que vas a trasnochar para terminarlas todas, lo mejor es acostarte antes o a las 11 p.m. y dormir hasta la 1 a.m., y luego levantarte para terminar lo que tengas pendiente.

Si eres de esas personas a las que les cuesta conciliar el sueño temprano, te sugiero que intentes levantarte muy temprano por la mañana. De esta forma, te cansarás antes. Sigue intentándolo hasta que cambies este hábito.

Levántate temprano

Muchas personas se levantan temprano porque creen que pueden hacer más cosas por la mañana. Esto es cierto, pero las razones más beneficiosas para levantarse temprano, además de lograr más en un día, tienen más que ver con tu salud física y bienestar general.

Considera tu cuerpo como un pequeño universo, con la energía yin y yang fluyendo en su interior: En un día, tu hígado representa la primavera por la mañana; al mediodía, tu corazón representa el verano; al atardecer, tus pulmones el otoño; y por la noche, tus riñones el invierno. Cuando puedes experimentar las cuatro estaciones en tu cuerpo en un solo día, tus órganos viven en equilibrio con la energía cósmica del universo. Al despertar con el sol, ayudas a tu cuerpo a alcanzar este equilibrio alineando tu energía con la energía cósmica.

Si quieres saber si tus órganos están en equilibrio, debes equilibrarlos todos. Tu sistema digestivo, así como el bazo y el estómago, dan soporte a todos los órganos, lo que significa que si tus órganos están desequilibrados, lo primero que debes ajustar es tu sistema digestivo para que tu cuerpo reciba los nutrientes necesarios.

Durante un período de 24 horas, tu energía/qi se mueve a través de los sistemas orgánicos en intervalos de dos horas. El Qi se dirige hacia el interior para ayudar a restaurar el cuerpo entre la 1 y las 3 de la madrugada. El hígado purifica la sangre y realiza otras funciones, como prepararla para que circule por el resto del cuerpo.

Durante las siguientes 12 horas, el Qi circula por los órganos que asimilan, digieren y eliminan los alimentos, es decir, nuestros órganos diurnos. A media tarde, el cuerpo comienza a ralentizarse de nuevo en preparación para la fase nocturna.

La fase nocturna se centra en la restauración y el mantenimiento. Por lo tanto, cuando un sistema orgánico está en su punto máximo, su contraparte, en el momento opuesto del día, está en su punto más bajo. Un ejemplo de lo que estoy diciendo:

Entre las 7 y las 9 de la mañana es el momento en que el estómago está en su punto máximo, y por eso se recomienda desayunar abundantemente. En el lado opuesto del reloj se encuentra el pericardio, que está asociado con la hipófisis, el hipotálamo y los órganos reproductores. El pericardio es más débil entre las 7 y las 9 de la mañana.

Logra el equilibrio en tu cuerpo

¿Te despiertas todas las noches o todas las mañanas a la misma hora? ¿Te has preguntado alguna vez por qué? Algunos lo llaman reloj biológico. Sin embargo, la medicina china ofrece una perspectiva mucho más profunda sobre el funcionamiento del cuerpo.

La teoría médica china divide el cuerpo según los 12 meridianos energéticos. A cada meridiano se le asigna un intervalo de dos horas. Por ejemplo, el meridiano del hígado se asocia con las horas de 1 a 3 de la madrugada. Si te despiertas durante este intervalo, existe un problema con tu meridiano del hígado. Conocer esta información puede ser muy importante para cuidar nuestra salud.

Repasemos la tabla que compartí anteriormente y analicémosla de nuevo. La he resumido de forma diferente para que la comprendas mejor. Piensa en ello como la creación de un equilibrio general en tu cuerpo.

Este es, de nuevo, un breve resumen del ciclo de Qi de 24 horas:

- De 3 a.m. a 5 a.m.es el tiempo de los pulmones.
- De 5 a.m. a 7 a.m.es el tiempo del intestino grueso.
- De 7 a.m. a 9 a.m.es el tiempo del estómago.
- De 9 a.m. a 11 a.m.es el tiempo del bazo.
- De 11 a.m. a 1 p.m. es el tiempo del corazón.
- De 1 p.m. a 3 p.m. es el tiempo del intestino delgado.
- De 3 p.m. a 5 p.m. es el tiempo de la vejiga urinaria.
- De 5 p.m. a 7 p.m. es el tiempo de los riñones.
- De 7 p.m. a 9 p.m. es el tiempo del pericardio.
- De 9 p.m. a 11 p.m. Es el momento del triple calentador (asociado a la tiroides y las glándulas suprarrenales).
- De 11 p.m. a 1 a.m. es el momento de la vesícula biliar.
- De 1 a.m. a 3 a.m. es el momento del hígado.

Si experimentas problemas recurrentes a la misma hora todos los días, es probable que el órgano o meridiano asociado a ese horario esté afectado. Por eso, los practicantes de la medicina tradicional china hacen tantas preguntas y consideran el cuerpo como un todo, en lugar de centrarse en un solo órgano. Al comprender que cada órgano o meridiano energético tiene un programa de mantenimiento diario, puede cuidar su cuerpo adecuadamente para alcanzar un estado óptimo de salud y bienestar.

¿Qué le sucederá a tu salud si no duermes lo suficiente?

Se recomienda que un adulto promedio duerma unas ocho horas cada noche. El hecho de que se sienta cansado y necesite dormir de vez en cuando demuestra que esto es vital para el buen funcionamiento del cuerpo. Así como necesitas comer, beber suficiente agua y hacer ejercicio para mantenerte sano, también necesitas dormir bien por la noche.

¿Priorizas tu sueño? Si eres como muchas personas, es lo último en tu lista. Una persona promedio duerme menos de seis horas seguidas cada noche. Si eres una persona promedio, estás privado de sueño. Comprométete contigo mismo a dormir ocho horas. Tu cuerpo necesita este descanso para recuperar la energía gastada durante el día. La falta grave de sueño debilita el sistema inmunológico y aumenta la probabilidad de infecciones.

Consejos para dormir bien

"En cuanto alguien empieza a sentirse ansioso, le digo: 'Debes comer y debes dormir. Son los dos elementos vitales para una vida sana'"
– Francesca Annis

- **Mantente activo.**

El ejercicio diario suele ayudar a dormir mejor. Me gusta caminar hasta la montaña por la mañana a las 6 a. m. durante una hora. Desde que empecé a hacer esto, he notado que me canso mucho alrededor de las 10:30 p. m. Me acuesto a esa hora y me duermo enseguida.

Al elegir el tipo de ejercicio que quieres hacer cada día, elige algo que te guste para que no lo sientas como una obligación de la que puedas excusarte fácilmente. Yo elijo este paseo matutino porque es precioso. Me encanta contemplar la naturaleza que me rodea. Cada mañana, disfruto mucho dando este paseo. ¿Qué te gusta hacer? Si aún no lo has descubierto, prueba cosas nuevas. Quizás podrías ir a nadar por la mañana en tu centro comunitario o inscribirte en una clase de baile. Hay muchísimas maneras de mantenerse activo; ¡así que diviértete!

- **Mantén un ambiente saludable para dormir.**

Controla la temperatura de tu habitación. Las temperaturas extremas pueden interrumpir tu sueño. La incomodidad de tener demasiado calor o demasiado frío te despertará constantemente durante la noche.

Ordena tu habitación antes de dormir y te despertarás al día siguiente con una sensación agradable. Vivir en un espacio desordenado puede afectar tus pensamientos de forma subconsciente.

Mantén tu espacio organizado y también te sentirás más organizado en tus pensamientos.

Apaga tu celular y tu computadora. La gente suele preocuparse por perder llamadas mientras duerme. Si ese es tu caso, recuerda que tu salud es muy importante. Dormir bien es tan importante como tener un negocio exitoso. Por eso, siempre les digo a mis amigos que para tener buena salud, hay que dormir bien, y eso significa tener un buen presente y un buen futuro.

- **Evita las bebidas y alimentos que contengan cafeína o alcohol.**

La cafeína se encuentra en el café, los tés (no de hierbas), los refrescos y el chocolate, y actúa como un estimulante que puede mantenerte despierto. Mi cuerpo reacciona fuertemente a la cafeína, así que debo evitar tomar té y café después del mediodía. Si tu cuerpo es similar al mío, es posible que también debas evitar las bebidas y alimentos que contienen cafeína.

El alcohol impide alcanzar el sueño profundo, que es necesario para la recuperación física y emocional.

- **Establece una rutina para antes de dormir.**

Tu sueño mejorará enormemente si tienes un plan para relajarte después del día. Los seres humanos somos criaturas de hábitos, y al establecer una rutina, le indicamos a nuestro cerebro que es hora de dormir.

Antes de acostarte, puedes tomar un baño o ducha tibia y escuchar música suave. Mi método para dormir bien es meditar 30 minutos antes de acostarme. Puedes ser creativo y crear tus propios hábitos. Sin embargo, es muy importante que te tomes suficientes descansos entre el trabajo en la computadora o al contestar llamadas o mensajes. Todo esto estimula el cerebro y dificulta conciliar el sueño.

- **La meditación ayuda a dormir.**

La meditación disminuye la frecuencia cardíaca y reduce el nivel de cortisol, la hormona del estrés, dos procesos que ocurren naturalmente al dormir. La meditación puede ayudarte a alcanzar el estado de ondas cerebrales en el que entra tu cerebro al quedarte dormido.

Si el dolor crónico te mantiene despierto por la noche, desarrollar una práctica de meditación puede ser beneficioso. Si descubres que son tus pensamientos ansiosos los que te impiden conciliar el sueño fácilmente, la meditación también puede ayudarte a romper estos patrones de pensamiento.

Técnicas de meditación para ayudarte a dormir

Tanto si sufres de insomnio crónico como si simplemente necesitas ayuda para adaptarte a un nuevo horario de sueño, meditar antes de dormir puede resultar beneficioso para ti.

- Suelta tus pensamientos. La meditación consiste en dejar de juzgar. Es posible que te vengan pensamientos a la cabeza mientras intentas relajarte. Simplemente obsérvalos sin juzgarlos. Permíteles que se desvanezcan mientras te concentras en tu meditación.

- ¡Respira! Exhala primero y cuenta de 3 a 5 segundos; luego inhala y retén el qi de 3 a 5 segundos.

- Escucha sonidos relajantes. Algunas personas disfrutan meditando mientras escuchan música relajante o sonidos de la naturaleza como la lluvia o las olas del mar. Busca uno que te guste y pruébalo. Te ayudará a relajarte y a dormir mejor.

- Relaja tu cuerpo. Es muy importante escuchar tu voz interior y relajar tu cuerpo. Baja los hombros y sonríe antes de relajar los músculos de tu rostro.

Una vez que te acostumbres a la rutina de meditar de diez a treinta minutos diarios antes de acostarte, verás excelentes resultados de inmediato.

Dormir te ayuda a meditar

Una vez que empieces a practicar a diario, también notarás que cuando estés descansado, te resultará más fácil meditar. Ambos factores trabajan juntos para ayudarte a alcanzar la calma, la fortaleza y la paz. Sin duda, si duermes bien, especialmente siguiendo el ciclo de energía vital de 24 horas, te ayudará a desarrollar una práctica de meditación beneficiosa. Cuando duermes lo suficiente, puedes meditar mejor. Así, recibirás todos los beneficios de la meditación.

Caso de estudio

Susana fue empresaria durante más de treinta años. En ese tiempo, el estrés de su trabajo le provocó insomnio crónico. Necesitaba tomar pastillas para dormir. Un día me dijo:

"¿Sabes, Celia? Es tan extraño. Ahora estoy jubilada y las preocupaciones de mi negocio ya no me agobian, pero sigo sin poder dormir. De verdad creía que sin el estrés, mi insomnio desaparecería".

"Lamento oír eso, Susana. Pero no es tan sorprendente. Los humanos somos criaturas de hábitos. Desarrollaste la costumbre de depender de pastillas para relajarte antes de acostarte. Imagino que durante años tu cuerpo se ha acostumbrado a eso, y por eso es esto, y no el estrés, lo que te impide dormir".

Susana parecía estar reflexionando sobre lo que acababa de decir, y me di cuenta de que no me creía. Claro, si has pasado años creyendo que necesitas una pastilla para dormir porque estás estresada, es difícil oír que alguien te diga que quizás tú misma creaste el hábito que causó tu problema actual.

"¿Por qué no pruebas nuestra clase de meditación? No tienes que quedarte si ves que no te funciona, pero he visto cómo la meditación ha ayudado a muchísimas personas a superar años de insomnio crónico y a empezar a dormir sin medicamentos por primera vez en años".

"Sabes qué, voy a intentarlo. Estoy harta de sentirme cansada. Y aunque los medicamentos me ayudan a dormir, nunca me siento descansada del todo".

Hablé con Susana después de un mes de asistir a nuestra clase.

"¿Cómo estás, Susana? Mi esposo me dijo que le comentaste que estabas durmiendo mejor".

"¡Tenías razón! Necesitaba algunas herramientas que me ayudaran a dejar de depender de los medicamentos para calmar mi estrés".

"¡Me alegra mucho oír eso! ¿Qué herramientas te han ayudado más? "La primera es la respiración. Practicar la respiración profunda me ayuda tanto a relajarme durante mi práctica de meditación como a conciliar el sueño por la noche".

"¡Sí!"

"Además, me di cuenta de que no solo mis pensamientos estaban tensos, sino también mi cuerpo. Claro que todo está conectado. Simplemente nunca lo había relacionado antes. La meditación me ha ayudado a aprender a sentir dónde está la tensión en mi cuerpo y cómo relajarla. Pero creo que una de mis mayores revelaciones es que a menudo me estresaba por nada. Mi mente seguía pensando que tenía muchas cargas, cuando muchas de ellas se han aliviado desde que me jubilé".

"Bien. ¿Has podido superar esa sensación?"

"En general, sí. Algunos días vuelven a aparecer los viejos pensamientos, y cuando lo hacen, intento hacer lo que me enseñaste. Hago todo lo posible por reconocer los pensamientos y luego dejarlos ir".

"Cuando te vengan pensamientos a la mente, no te pongas nerviosa; es muy normal tenerlos. Simplemente obsérvalos, no los juzgues y no los sigas para generar más", le recordé.

"¡Gracias! Sí, debo decirte que tus lecciones me han ayudado muchísimo. Respirar, relajar mi cuerpo y dejar ir mis pensamientos recurrentes me han ayudado tanto a meditar como a dormir".

Cuando Susana tomó nuestra clase por primera vez, no podía sentarse ni quince minutos. Finalmente, después de dos meses de práctica, pudo meditar durante 30 minutos por su cuenta antes de acostarse. Volvió a verme y me dijo que por fin no necesitaba tomar pastillas para dormir y que podía dormir de cinco a seis horas sin levantarse en medio de la noche. Y siguió mi consejo de acostarse a las 11 p.m. o antes. También apagaba el celular y la televisión una hora antes de acostarse.

Un momento de reflexión

Tómate un tiempo para pensar en tus hábitos de sueño. Reflexiona sobre las siguientes preguntas:

- ¿Duermes bien y con regularidad?
- Si no, ¿qué te lo impide?
- ¿Cómo puedes cambiar tus hábitos para dormir mejor?
- ¿Haces suficiente ejercicio durante el día?
- Si no, ¿qué te impide mantenerte activo?
- ¿Qué tipo de ejercicio disfrutas más?

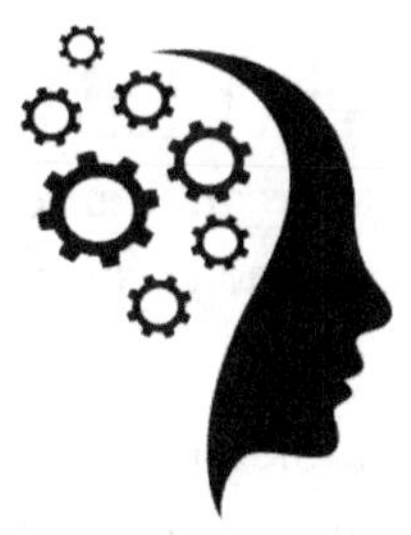

CAPÍTULO 5
El color de la comida

"Si planeas para un año, siembra arroz; si planeas para una década, planta árboles; si planeas para toda una vida, educa a la gente".

(Proverbio chino)

Cuando mi hijo era pequeño, le encantaba el color azul. Un día decidí pintar su habitación de azul. Cuando lo llevé a verla, se puso muy contento.

"¡Ay, mamá, me gusta mucho! Me siento muy cómodo y tranquilo." Todos tenemos un color favorito. Puede que nos transmita calma, como el azul a mi hijo, o alegría, como el naranja amarillento brillante a mi hermana mayor.

En la cultura china, el color tiene una gran importancia. Cada color está asociado a un elemento. Por ejemplo, el rojo es fuego, el blanco metal, el amarillo tierra y el negro, aunque no siempre se considera un color de buena suerte, es agua. El verde representa la madera y simboliza la primavera. Los chinos prestan mucha atención a los colores.

Durante el Año Nuevo Chino, la gente adora vestir de rojo. El rojo es un color popular en la cultura china, que simboliza la suerte, la alegría y la felicidad. También representa la celebración, la vitalidad y la fertilidad en el simbolismo tradicional chino del color. El rojo es el color tradicional que visten las novias chinas, ya que se cree que aleja el mal.

El rosa se considera un tono de rojo, por lo que también se cree que trae buena fortuna y alegría. En la cultura china, el verde simboliza la limpieza, el respeto por el medio ambiente, la armonía y el crecimiento. Se cree que el amarillo trae buena suerte, por lo que a menudo se combina con el rojo.

La cultura occidental también presta mucha atención al color, pero le añade sus propias creencias y simbolismos. ¿Por qué se asocia el rojo con el Día de San Valentín? Porque simboliza el corazón y el amor. Pero el rojo también significa alto. Los semáforos son rojos. Las señales de alto son rojas. A menudo, las señales de advertencia también son rojas. Los profesores solían corregir los trabajos con tinta roja.

En todo el mundo, las personas asocian ciertos eventos, emociones y objetos con colores. ¿Por qué asociamos colores con ciertos eventos, emociones u objetos? En la medicina tradicional china, la asociación de colores se basa en la teoría de los cinco elementos. Esta teoría también se aplica a los alimentos que consumimos.

Las asociaciones de colores vinculadas a las características físicas y emocionales de la teoría de los cinco elementos son relaciones que nos invitan a reflexionar más profundamente sobre las conexiones. Cuantas más conexiones establezcamos entre el mundo exterior e interior, mayor será nuestra comprensión de nosotros mismos como parte del universo.

Los cinco elementos en la cocina china

Los herbolarios y médicos chinos creen que para tratar adecuadamente a un paciente, es fundamental conocer el estado de los cinco elementos en tu organismo. Cualquier deficiencia o exceso de un elemento puede provocar enfermedades.

Como ya comenté, los cinco elementos también representan nuestros cinco órganos principales:

- Pulmón – Metal
- Hígado – Madera
- Riñón – Agua
- Corazón – Fuego
- Bazo – Tierra

Como acabo de compartir, los cinco elementos también representan cinco colores:

- Blanco – Metal
- Verde – Madera
- Negro – Agua
- Rojo – Fuego
- Amarillo – Tierra

Aquí tienes una tabla que muestra tus emociones y gustos en relación con los cinco órganos, los cinco elementos y los cinco colores:

Elemento	Órgano	Color	Sentimiento	Gusto
Madera	Hígado	Verde	Ira	Ácido
Fuego	Corazón	Rojo	Felicidad	Amargo
Tierra	Bazo	Amarillo	Pensamiento	Dulce
Metal	Pulmón	Blanco	Tristeza	Picante
Agua	Riñón	Negro	Miedo	Salado

¿Cómo dañan las emociones a tu cuerpo?

- El dolor debilita los pulmones.
- La preocupación debilita el bazo.
- El estrés y la felicidad excesiva debilitan el corazón. (Un ejemplo de esto es cuando algunas personas reciben una noticia estupenda y sufren un infarto al instante. Esto se debe a que su corazón no puede soportar el cambio repentino de humor).
- El miedo debilita los riñones.
- La ira debilita el hígado. (Cuando el hígado está dañado, el estado de ánimo se ve afectado y uno se enfada con más frecuencia. Un ejemplo de esto es la falta de sueño; afecta al hígado y puede provocar mal genio).
- Comer alimentos ácidos mejora la función del hígado.
- Los alimentos amargos benefician al corazón.
- Los alimentos dulces benefician al bazo.
- Los alimentos picantes benefician a los pulmones.
- Los alimentos salados benefician a los riñones.

Sin embargo, todo debe estar equilibrado. No se debe consumir demasiado de un solo sabor. A mi tío le encantaba la comida muy salada. No se controlaba, y mi tía siempre se quejaba de que usaba demasiada sal al cocinar. Le ponía salsa de soja a todo, incluso a la comida salada. Al final, tuvo cálculos renales y murió de cáncer de riñón.

Usa las 5 reglas de color para tu dieta

En la cultura china, la comida y la medicina están estrechamente relacionadas. Hay un dicho: "Si quieres tener buena salud, es mejor cuidar tu cuerpo a diario con una buena alimentación que tomar medicamentos".

Para que entiendas mejor a qué me refiero, quiero compartir contigo una historia de la antigua China:

Había dos hermanos que vivían en una gran ciudad. El menor era un médico muy famoso. Todos los pacientes que acudían a su consulta se curaban. Todos hablaban de lo maravilloso que era.

Un día, uno de sus pacientes le dijo: "Eres el mejor médico de la ciudad".

"En realidad no soy un buen médico", respondió. Su paciente lo miró muy desconcertado.

"¿Qué quieres decir? Me has ayudado a sentirme mejor. Ayudaste a curar a mi primo y a mi madre a controlar su dolor crónico. Has curado a todos mis conocidos que han venido a verte. No he oído hablar de ningún otro médico con una tasa de éxito tan alta como la tuya".

"Eso es porque no has oído hablar de mi hermano mayor".

"Si no he oído hablar de él, entonces no debe ser mejor que tú".

"Te aseguro que sí lo es".

"¿Entonces por qué no he oído hablar de él?"

"Porque mi hermano mayor cura a la gente antes de que enferme. Tiene métodos para ayudar a la gente a mantenerse sana. Yo, en cambio, curo a la gente después de que enferma. ¿Qué prefieres?".

Cada día tomas una decisión sobre lo que comes. ¿Quieres mantenerte sano previniendo enfermedades antes de que aparezcan, o prefieres confiar en la medicina moderna para solucionar el problema una vez que ya ha comenzado? No sé tú, pero yo preferiría no tener ningún problema de salud. En resumen, ¡una buena alimentación previene enfermedades! ¡Te conviertes en lo que comes!

Según el Clásico de Medicina Interna del Emperador Amarillo, puedes lograr un cuerpo sano consumiendo alimentos de cinco colores y cinco sabores. Este sencillo principio también se está comprendiendo cada vez más en el mundo occidental. Esta breve cita proviene de la Facultad de Medicina de Harvard:

"Mi respuesta es simple: coman todos los colores del arcoíris", dice la Dra. Michelle Hauser, investigadora clínica en medicina de la Facultad de Medicina de Harvard, chef certificada y educadora en nutrición. "Estos colores indican la presencia de diversos fitoquímicos y fitonutrientes".

"Los fitoquímicos y fitonutrientes son sustancias beneficiosas producidas por las plantas. Las personas que siguen dietas ricas en fitonutrientes tienen menores tasas de enfermedades cardíacas y cáncer—las dos principales causas de muerte en Estados Unidos".[1]

Para comprender mejor cómo los alimentos coloridos benefician a cada órgano del cuerpo, consulta la siguiente lista, donde se muestra cómo los grupos de colores aportan beneficios a los órganos correspondientes.

- Hígado – Los alimentos verdes mejoran la función del hígado.
- Corazón – Los alimentos rojos mejoran la función del corazón.
- Bazo – Los alimentos amarillos mejoran la función del bazo (el sistema digestivo).
- Pulmones – Los alimentos blancos mejoran la función de los pulmones.
- Riñones – Los alimentos negros mejoran la función renal.

Alimentos verdes

¡Hay todo tipo de verduras verdes, incluyendo uvas verdes! Las verduras verdes aportan ácidos grasos omega-3, vitamina K, ácido fólico y otros nutrientes beneficiosos, con muy pocas calorías.

En la medicina tradicional china, el verde se asocia con el hígado;

1. https://www.health.harvard.edu/staying-healthy/add-color-to-your-diet-for-good-nutrition

si tu hígado está débil, debes consumir muchos alimentos verdes para mejorar su función. Si te enojas con facilidad, incluye muchas verduras verdes en tu dieta para equilibrar tus órganos.

Ejemplo de comida para el hígado (Verde)

Pepino y carne de codorniz

Ingredientes
100 gramos de carne de codorniz
100 gramos de brotes de bambú de invierno
5 gramos de champiñones
15 gramos de pepino
Media clara de huevo
Fécula

Instrucciones

Primero, corta la carne de codorniz en rodajas.
Mezcla la carne de codorniz con clara de huevo y almidón.
Sofríelo; luego agregue brotes de bambú de invierno, champiñones y pepinos, y saltea hasta que estén cocidos.

Alimentos rojos

Algunos ejemplos de alimentos rojos son las cerezas, los tomates y las remolachas. Los alimentos rojos son ricos en dos fitoquímicos: licopeno y antocianinas. Estos son buenos para el corazón. Y no solo eso, también reducen el riesgo de ciertos tipos de cáncer.

Los alimentos rojos fortalecen el corazón, y el corazón, en el estado de ánimo, es sinónimo de felicidad. Además, es el color que más emociones evoca. Si tenemos un corazón sano, seremos más felices. En la medicina tradicional china, tanto el corazón como el cerebro se denominan corazón. El corazón domina los vasos sanguíneos y ocupa la posición más importante entre los órganos.

Ejemplos de comidas para el corazón (Rojo)

Número 1

¡Un tazón de avena al día mantiene al médico alejado! Nutre el corazón, el bazo, el qi y la sangre. ¡Calma la mente y despeja el corazón!

Si tienes insomnio, eres olvidadizo, te despiertas de repente por la noche, sueñas mucho, sufres de neurastenia (fatiga crónica) o no tienes apetito, ¡debes preparar este tazón de papilla!

Papilla Nutritiva para el Corazón ¡Ocho Tesoros!

Ingredientes:
Codonopsis
Longan
Azufaifo
Lirio
Ñame chino,
Lentejas blancas,
Semilla de Coix,
Semillas de loto,
Arroz japónica

Instrucciones:
Remoja las semillas de loto, el ñame chino, el lirio y la semilla de Coix en agua durante 15 minutos.
Retira el hueso de los azufaifos.
Añade las rodajas de codonopsis a la olla, junto con el arroz japónica y la pulpa de longan, y agrega la cantidad adecuada de agua.
Primero hierve a fuego alto; luego baja el fuego y cocina hasta que la papilla espese.
Añade azúcar de terrones y cocina un rato antes de servir. ¡Es muy sencillo!

Originalmente, esta receta llevaba ginseng, pero la cambié por codonopsis para todos. Después de todo, el ginseng sigue siendo relativamente caro. ¡Para un suplemento diario, la codonopsis es suficiente!

Número 2

La col lombarda es rica en calcio, fósforo, hierro, caroteno, vitamina C y otros nutrientes que no solo ayudan al cuerpo a mejorar su resistencia, sino que también mantienen el metabolismo normal de los tejidos y las células.

Corazón de col lombarda salteado

Ingredientes
Corazón de col lombarda,
aceite
ajo
sal

Instrucciones
Primero, selecciona las verduras. Yo corté cada una en secciones de 8 cm.
Lava las verduras.
Calienta el aceite en una sartén; añade el ajo (hasta que esté dorado).
Agrega la col, sofríe durante 4 minutos.
Añade sal al gusto.

Alimentos amarillos

Algunos excelentes ejemplos de alimentos amarillos son los pimientos naranjas, los pimientos amarillos, la piña, la calabaza y el maíz. Los alimentos amarillos son ricos en vitamina C, que mejora la función del bazo. Según la medicina tradicional china, el funcionamiento del bazo influye en nuestro sistema digestivo. El bazo transforma y transporta la energía de los alimentos que consumimos por todo el cuerpo.

Los alimentos amarillos poseen propiedades beneficiosas para la salud que combaten el estrés oxidativo, promueven la salud intestinal y favorecen un microbioma equilibrado. Cuando el intestino no funciona correctamente, puede afectar negativamente a todo el cuerpo y a las bacterias que lo habitan. Los alimentos amarillos modulan la secreción y la actividad de las enzimas que ayudan a descomponer los alimentos y participan en los procesos naturales de desintoxicación del cuerpo.

Ejemplo de comida para el bazo (Amarillo)

Puré de calabaza

¡Reconfortan el corazón y nutren el estómago! Son realmente aromáticas. Las personas sin apetito no pueden evitar comer dos tazones más al ver este color brillante y experimentar su delicado sabor.

Ingredientes
Calabaza (preferiblemente una calabaza madura; cuanto más madura, más dulce)
Granos de maíz (no uso maíz fresco. Las papillas hechas con maíz seco también están deliciosas.)
Arroz

Instrucciones

Remoja los granos de maíz y el arroz durante media hora para que la papilla quede más sabrosa.
Pica la calabaza y colócala en una olla para cocinarla al vapor durante unos quince minutos. En otra olla, pon el arroz y cocínalo primero.
Después de que el arroz se haya cocido durante 25 minutos, agrega los granos de maíz, revuelve bien y continúa cocinando durante unos cinco o seis minutos.
Finalmente, agrega el puré de calabaza. Estará listo en cinco o seis minutos.

Alimentos blancos

Algunos ejemplos deliciosos de alimentos blancos son la raíz de loto, el nabo, la cebolla, el ajo, la pera, la almendra, el sésamo blanco, el champiñón blanco, la coliflor, el puerro blanco, el melón y la chirivía.

Si sientes los pulmones débiles o sabes que tienes problemas de salud pulmonar, ¡respira mejor incluyendo más alimentos blancos en tu dieta!

Comida de ejemplo para tus pulmones (Blanca)

Sopa de costillas de cerdo con ginseng

Ingredientes
Costillas de cerdo
ñame
bayas de goji
Ginseng
(Polygonatum odoratum)
Dátiles confitados
1 rodaja de jengibre,
sal al gusto

Instrucciones

Primero, pon las costillas en la olla con agua y luego retíralas después de que hiervan.
Coloca las costillas junto con el ñame, las bayas de goji, el ginseng, los dátiles confitados y el jengibre en una olla. Añade agua hirviendo y cocina. Una vez que la sopa hierva, reduce el fuego y cocina a fuego lento por más de una hora. Al terminar, añade sal al gusto.

Alimentos negros

Si te pidiera que pensaras en algunos alimentos que considerarías negros ahora mismo, ¿qué dirías? ¿Se te ocurre alguno? ¡Ya sé! Esta es más difícil. ¿Qué tal estos alimentos negros: setas negras, pepino de mar, sésamo negro y arroz negro? Ayuda a tus riñones a alcanzar su máximo potencial y a funcionar de forma óptima incorporando algunos de estos alimentos negros, y cualquier otro que se te ocurra, a tu dieta.

Ejemplos de comidas para los riñones (negros)

Papilla de arroz morado

Esta deliciosa receta nutrirá tus riñones, fortalecerá tu bazo y calentará tu hígado, además de mejorar tu vista y energizar tu sangre.

Ingredientes
Arroz negro
Arroz integral
Moras
Arroz morado
Mermelada de arándanos

Instrucciones
Lava las moras.
Remójalas en agua con sal durante 30 minutos.
Seca las moras.
Agrega arroz morado, arroz negro y arroz integral a la olla y cocina hasta obtener una papilla. Agrega moras y continúa cocinando durante 10 minutos.
Según tu gusto, agrega mermelada de arándanos para complementar.

Escucha a tu cuerpo

Yo misma consumo muchos alimentos negros porque nací con problemas renales. Aunque en Hawái no hay invierno, durante la Navidad y el Año Nuevo Chino preparo arroz negro, pastel de sésamo negro y sopa de hongo negro con pollo.

El invierno es la temporada ideal para nutrir los riñones. Los nutrientes en invierno se absorben y almacenan mejor en ellos. Además del ejercicio adecuado para beneficiar los riñones, la dieta es fundamental. En particular, alimentos como el arroz negro, los frijoles negros, las semillas de sésamo negro y el hongo negro son excelentes para nutrir los riñones.

Los riñones regulan el agua, almacenan la esencia y son la base del sistema inmunitario innato, lo que significa que una deficiencia renal puede resultar en una inmunidad deficiente, por lo que es importante cuidarlos y complementar su nutrición con frecuencia. Si tus riñones son deficientes, tu vitalidad será insuficiente, lo que provocará deficiencias en todo el cuerpo.

Como saben, la medicina tradicional china cree que los alimentos de los cinco colores nutren los cinco órganos internos: el rojo beneficia al corazón, el verde al hígado, el amarillo al bazo, el blanco a los pulmones y el negro a los riñones. Los frijoles negros tienen la función de fortalecer los riñones, el cuerpo y favorecer la circulación sanguínea y la diuresis. También son desintoxicantes. Los frijoles negros son beneficiosos para las personas con insuficiencia renal. El consumo regular de alimentos negros no solo regula las funciones fisiológicas del cuerpo, sino que también aporta hidratación, belleza y efectos antienvejecimiento.

En invierno, consume más alimentos ricos en melanina, como frijoles negros, hongos negros y semillas de sésamo negro, que son excelentes para fortalecer los riñones y el cuerpo.

Sin embargo, las personas con nefritis aguda e insuficiencia renal, que tienen una capacidad reducida para excretar desechos metabólicos como la creatinina y el nitrógeno ureico, deben limitar estrictamente su consumo de alimentos bajos en proteínas y reducir el de alimentos negros y granulados.

¡Tu salud depende de ti! ¡Escucha a tu cuerpo y nútrete con los alimentos que necesitas!

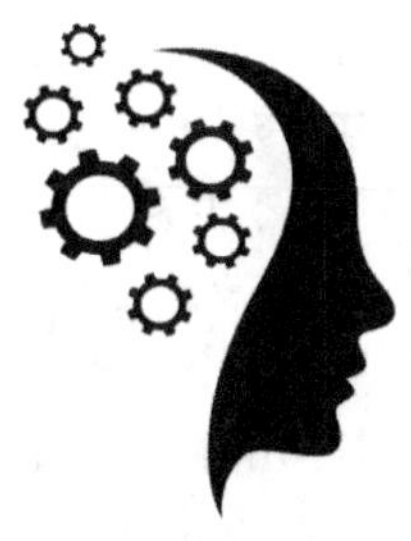

CAPÍTULO 6
Las Cuatro Estaciones de la Salud

"La mejor y más eficaz farmacia está dentro de tu propio sistema".

– Robert C. Peale

Según la perspectiva de que "los seres humanos se corresponden con el cielo y la tierra", el qi se refiere a las cuatro estaciones del año—primavera, verano, otoño e invierno—es decir: primavera, cálido; verano, calor; otoño, fresco; e invierno, frío. Debemos utilizar medios razonables para equilibrar el espíritu y las emociones con el fin de lograr un cuerpo sano y alcanzar la longevidad.

El cuerpo humano depende de las condiciones materiales que proporciona el qi del cielo y la tierra para sobrevivir. En primavera, se debe nutrir el hígado; en verano, debemos nutrir el corazón; en otoño, los pulmones; y en invierno, los riñones. Debemos cuidar nuestro bazo constantemente.

Solo adaptándonos a los cambios del yin y el yang en las cuatro estaciones, las actividades fisiológicas de los cinco órganos internos del cuerpo humano pueden interactuar con el mundo exterior. El entorno mantiene un equilibrio armonioso, lo cual coincide básicamente con la visión de la medicina moderna. Desde la perspectiva de la preservación de la salud, estos aspectos son un todo inseparable.

En primavera y verano, el clima cambia de frío a cálido, y el yin disminuye y el yang aumenta. Deberías realizar más actividades al aire libre para que el qi yang en tu cuerpo sea más abundante. Como ya sabes, hay tres actividades principales que te recomiendo realizar diariamente para alcanzar una salud y bienestar óptimos en todas las áreas de tu vida: Tai Chi, yoga y meditación. Aunque no recomiendo meditar al aire libre, el tai chi y el yoga son dos excelentes actividades físicas que puedes practicar en tu propio jardín o incluso en un parque.

En otoño e invierno, el clima cambia de cálido a frío, y el yang se separa del yin. Debemos prestar más atención a prevenir el frío y mantener nuestro cuerpo caliente. Por supuesto, existen formas obvias de mantenerse caliente, como regular la temperatura de la casa y usar ropa abrigada, pero también hay una que a menudo se pasa por alto.

En Occidente, muchas personas beben agua helada. Si bien puede parecer más refrescante, no es buena para la salud. Lo ideal es beber agua a temperatura ambiente, especialmente en invierno, cuando intentas mantener el cuerpo caliente. Pero también en verano, es mejor no beber agua fría. Piénsalo así: ¿Qué sucede cuando pones agua fría en una olla caliente? Produce vapor. Tu cuerpo reacciona de forma similar. Es como si el agua fría atacara tus células. Empieza a beber agua a temperatura ambiente y notarás una mejoría en tu salud.

Déjame contarte una breve historia sobre una amiga para que entiendas a qué me refiero:

Leilani lleva mucho tiempo en nuestro grupo de meditación y, desde que tengo memoria, ha tenido problemas con su peso.

"Sabes, Celia, intento comer mejor, alimentos más sanos. Intento comer menos, pero es muy difícil. Parece que, haga lo que haga, nada funciona".

"¿Quieres mi consejo o solo quieres desahogarte? No pasa nada si solo quieres hablar de ello, sin escuchar lo que he notado. No quiero ofenderte ni hacerte sentir mal".

"Lo sé. Es tan frustrante. Todo el mundo siempre tiene consejos para mí, pero no me conocen".

"Sí, sé que puede ser molesto, por eso te pregunté".

En ese momento, estaba dispuesta a dejar que compartiera sus frustraciones conmigo, aunque tanto mi marido como yo sabíamos cómo podía ayudarse a sí misma y que era muy sencillo.

"Está bien, Celia, confío en ti. ¿Qué opinas?"

"Bueno, he notado que a menudo, cuando salimos a comer, eliges mucha comida frita, y después de comer, la acompañas con agua helada. Esto es muy malo para tu cuerpo. Es muy poco saludable. Si pudieras empezar por algo, sería beber agua a temperatura ambiente".

"Vaya. No me imaginaba que ibas a decir eso. Pensaba que me ibas a decir que dejara de comer frituras".

"Sí, podrías reducir su consumo. Quizás si te lo permitieras de vez en cuando, no sentirías que te estás privando todo el tiempo".

Las siguientes veces que salimos a comer juntas, noté que Leilani no había cambiado sus hábitos, y unos meses después, desarrolló cáncer de estómago. Sé que puede ser difícil renunciar a la comida que sabe bien y te hace sentir mejor, pero se trata de desarrollar nuevos hábitos saludables. Debes estar dispuesto a comprometerte con el cambio. Si no te comprometes, no superarás los momentos difíciles.

En los días en que te cueste comer mejor, apóyate en la meditación. Las habilidades que desarrolles te ayudarán a superar las dificultades y a mantenerte firme en tus objetivos de salud.

Un último consejo para mantenerte caliente en cualquier época del año: los edificios públicos por lo general no tienen la calefacción lo suficientemente alta o el aire acondicionado a máxima potencia. Lleva siempre ropa de abrigo cuando salgas para poder regular tu temperatura corporal.

Alimentación e hidratación

Es fundamental permitir la nutrición del qi verdadero y regular los órganos internos. Estar demasiado lleno o demasiado hambriento puede dañar el bazo y el estómago en diversos grados, provocando trastornos del qi y la sangre, y enfermedades relacionadas. Es importante tener una nutrición adecuada, comer y beber con moderación y prestar atención a la temperatura de los alimentos. La temperatura de los alimentos no debe ser ni demasiado caliente ni demasiado fría, y la combinación de alimentos debe ser la adecuada para que el bazo y el estómago se nutran correctamente.

Recuerda siempre:

- En primavera, debes nutrir tu hígado.

- En verano, debes nutrir tu corazón.

- En otoño, debes nutrir tus pulmones.

- En invierno, debes nutrir tus riñones.

Aquí tienes cuatro recetas más para ayudarte a alcanzar una salud óptima en primavera, verano, otoño e invierno:

Primavera

Papilla

Ingredientes:
10 gramos de bayas de goji
10 gramos de crisantemo
20 gramos de olfiporia
1 taza de arroz
1 cucharadita de sal

Instrucciones:
Limpiar las bayas de goji, el crisantemo, la olfiporia y el arroz.
Hierve 6 tazas de agua, añade todos los ingredientes y cocina a fuego medio durante 30 minutos.
Añade sal al gusto.

Beneficios:
Esta papilla beneficia al hígado y los riñones. También mejora la vista, tiene propiedades antienvejecimiento y ayuda a reducir los niveles de azúcar en sangre y la presión arterial.

Verano

Pato guisado con calabaza blanca

Ingredientes:

1000 gramos Calabaza blanca
500 gramos Carne de pato
30 gramos de gorgona
30 gramos Semillas de coix

Aceite 1 cucharadita
10 gramos de rodajas de jengibre
10 gramos de cebolleta
1½ cucharadita de Sal
½ cucharadita de pimienta blanca.

Instrucciones:
Corta el pato en trozos, escalda los trozos, límpialos y reserva. Corta la calabaza blanca en trozos, retira las semillas y reserva.
Calienta el aceite en una sartén. Coloca las rodajas de jengibre, la cebolla verde, la gorgona, las semillas de coix y el pato en la sartén y sofríe hasta que el pato esté cocido al 80%. Agrega 2 tazas de agua y la calabaza blanca y cocina durante 20 minutos hasta que la carne del pato esté cocida. Añade sal y pimienta blanca y cocina durante un minuto más.

Beneficios:
Esta receta favorece las funciones del bazo y el qi. Es un tónico veraniego delicioso.

Otoño

Sopa de gorgona y ,aní

Ingredientes:
60 gramos de gorgona
10 dátiles rojos
30 gramos de maní
20 gramos de azúcar
5 tazas de agua

Instrucciones:
Limpiar la gorgona, los dátiles rojos y los cacahuetes.
Hervir agua y añadir la gorgona, los dátiles rojos y el maní. Cuando vuelva a hervir, bajar el fuego a medio y cocinar durante 30 minutos. Añade el azúcar una vez cocida.

Beneficios:
Esta sopa es excelente para el qi. Es especialmente recomendable para la transición entre el verano y el otoño, cuando el bazo y el estómago

aún están débiles. Consumir esta sopa fortalece el bazo y el estómago, y aumenta la hidratación corporal.

Invierno

Sopa de Rábano y Cordero de Invierno

Ingredientes:
500 gramos de rábano
500 gramos de cordero
10 gramos de jengibre
20 gramos de cebolleta
3 gramos de pimienta blanca
2 gramos de sal (o añade más sal al gusto)
1.5 litros de agua
1½ cucharaditas de aceite.

Instrucciones:
Corta y limpia el rábano; resérvalo. Escalda el cordero y córtalo en trozos. Calienta el aceite en una olla y añade el jengibre, la cebolleta, el rábano y el cordero. Sofríe durante 5 minutos. Añade el agua; cocina a fuego medio durante 30 minutos. Añade sal y pimienta blanca; cocina durante un minuto más.

Beneficios:
Esta sopa calienta el cuerpo, nutriendo el qi y la sangre. El rábano regula el qi, elimina el estancamiento y disipa el calor interno.

Vida diaria

"El rocío de cada mañana es un soplo de aire fresco que anuncia un nuevo comienzo".

– Jessica Edouard

Es importante mantener la regularidad en la vida diaria, especialmente en el trabajo, el descanso y la vestimenta. Al lograrlo, el qi yang del cuerpo armoniza con el qi yang de la naturaleza. Este es el valor fundamental de todo ser humano en la Tierra. Con suficiente qi, la circulación sanguínea será óptima, lo que proporciona energía y fuerza a todo el cuerpo.

Para vivir más tiempo, es necesario seguir el ritmo de la naturaleza; el qi yang del mundo fluye con el ciclo de las mareas. Al amanecer, hay que levantarse y comenzar las actividades del día. Cuando el qi yang disminuye gradualmente al atardecer, debes descansar. Solo llevando una vida regular se puede contribuir a una buena salud y reducir la incidencia de enfermedades.

Es posible que al principio te resulte difícil adaptar tus hábitos, pero persevera y notarás un cambio en tu cuerpo y en tu vida. Como sabes, los tres pilares que menciono varias veces a lo largo de este libro te ayudarán:

Las tres formas de ejercitar el cuerpo y la mente: meditación, yoga y tai chi.

¡Duerme bien por las noches!

Aliméntate de forma saludable.

En cuanto al primer punto, sé que a muchas personas les cuesta mantener una rutina de ejercicio diaria. Siempre escucho que están demasiado ocupados. El trabajo y las tareas domésticas se interponen y se convierten en prioridad. Sé que es fácil que esto suceda. Todos hemos pasado por eso. Pero cuando priorizas el ejercicio, siempre encontrarás la manera.

Además de meditar, practicar yoga o tai chi, existen otras maneras de mantener un estilo de vida saludable, y no requieren que les dediques un tiempo específico cada día. Simplemente requieren que tomes decisiones más saludables. Por ejemplo, ¿alguna vez te has detenido a observar el estacionamiento justo afuera de los supermercados y centros comerciales? Está lleno alrededor de las entradas, mientras que la parte trasera siempre está vacía. ¿Por qué crees que sucede esto? Porque la gente elige caminar la distancia más corta. Imagina si eligieras estacionar en el lugar más alejado de la puerta cada vez que tuvieras que hacer una compra. Claro, tomarías un poco más de tiempo, pero estarías incorporando el ejercicio a tu rutina diaria, en lugar de compartimentarlo todo. A medida que empieces a hacerlo, se convertirá en algo natural tomar decisiones que incorporen más movimiento a tus actividades diarias.

Otra excelente opción es elegir usar las escaleras. Sube caminando en lugar de usar la escalera mecánica o el ascensor. Cuando estés en casa, si tienes que bajar a buscar algo, sube y baja las escaleras un par de veces antes de volver a subirlo.

También puedes aplicar esta idea a la meditación. Aprovecha los momentos en que tengas que sentarte un rato—por ejemplo, en el autobús o mientras esperas a un amigo—para desconectar un instante. Yo lo hago con frecuencia, sobre todo cuando vuelo de Nueva York a Hawái. Durante las nueve horas de vuelo, medito. Soy lo suficientemente pequeña como para cruzar las piernas en el asiento, pero sé que la mayoría de la gente no puede. Eso no significa que tú no puedas. Cierra los ojos y concéntrate en tu respiración. Sigue los pasos que te expliqué al principio del libro.

Respiración para la meditación:

- *Exhala para empezar a liberar todo el chi.*
- *Inhala profundamente, dirigiendo tu chi hacia tu dantian. (Recuerda la sensación de tus manos justo debajo del ombligo).*
- *Al inhalar, mantén tu energía vital (chi) de 3 a 5 segundos.*
- *Exhala.*

En tus actividades diarias a lo largo del año, ten presente la estación del año en la que te encuentras. Esto te ayudará a comprender mejor cómo fluir con el movimiento de la Tierra. Come para nutrir tu cuerpo y duerme cuando se ponga el sol.

No trabajes precipitadamente

Mis enseñanzas se centran en liberar tus pensamientos y permitir que tu mente se calme. ¡Deja de usar tu mente! Cuando tus pensamientos controlan todas tus horas de vigilia, puedes caer en el delirio. Cuando estás delirando, eres incapaz de distinguir entre lo real y lo irreal.

El delirio significa caos. Cualquier trabajo que vaya en contra de las reglas y exceda los límites puede considerarse delirante, lo que significa que podrías tener expectativas poco realistas sobre lo que se debe hacer o lo que puedes lograr en un día. El trabajo es trabajo, incluyendo el trabajo físico, el trabajo mental y el trabajo doméstico.

No trabajes precipitadamente. Las personas deben trabajar y descansar de manera razonable para no dañar su qi. El esfuerzo físico excesivo puede dañar fácilmente los músculos y los huesos, consumir la esencia y la sangre, y afectar los órganos, lo que puede provocar todo tipo de enfermedades.

La enfermedad siempre es causada por el exceso de trabajo, un fenómeno común en la sociedad actual. El uso prolongado de la vista perjudica el qi, estar sentado durante mucho tiempo perjudica la carne, estar de pie durante mucho tiempo perjudica los huesos y caminar durante mucho tiempo perjudica los tendones. Por lo tanto, debes seguir el principio de trabajar incansablemente. ¡Sí, trabajar incansablemente! Es decir, debes escuchar a tu cuerpo.

¿Cómo escuchar a tu cuerpo? La respuesta es sencilla: ¡DEJA DE USAR TU MENTE! Silencia el parloteo mental y simplemente escucha. Practica la escucha a diario. Cuando sientas una señal de tu cuerpo, detente, escucha y tómala en serio. Por ejemplo, un día puedes sentir un dolor extraño en los músculos de las pantorrillas. Es tu cuerpo diciéndote algo. ¿Qué te está diciendo? ¿Estás haciendo demasiado de algo?

Cuando hagas ejercicio, no lo hagas solo por decir que lo hiciste. Pregúntale a tu cuerpo qué necesita y te lo dirá. Mucha gente piensa que tiene que hacerlo todo rápido. En un mundo que valora la productividad con una mayor recompensa económica, ¿cómo puedes recordarte a ti mismo que debes bajar el ritmo? Tómate tiempo para moverte con más suavidad y ligereza. Una vez más, permítele a tu cuerpo el regalo del tiempo para fluir con el ritmo del día.

Si te das cuenta de que no dormiste bien por la noche, recuerda tomar una siesta entre las 11 a. m. y la 1 p. m. Si duermes quince minutos durante este tiempo, será como si hubieras dormido dos horas. Asegúrate de descansar bien. Repito, no finjas descansar sin permitirle intencionalmente a tu cuerpo el descanso que realmente necesita.

Haz cosas que te gusten para relajarte. Algunas de las cosas que hago para mí durante el día son:

Me encanta la caligrafía. Me permite ser creativa de una manera suave y meditativa. Siento cómo mi energía vital se rejuvenece con cada línea que añado a la página.

Como ya habrás notado, ¡me encanta cocinar! Me sumerjo intencionalmente en el momento de preparar un plato delicioso, involucrando todos mis sentidos. Los aromas me envuelven. Los sabores me alegran el corazón. La sensación de crear algo delicioso me llena de alegría.

Me encanta leer un buen libro. Me dedico tiempo a mí misma en un lugar donde me siento relajada y cómoda. Cuando mi mente quiere pasar rápidamente a la siguiente actividad, me recuerdo que he reservado este tiempo y que no hay nada más que deba hacer.

También me encanta cantar. Me da mucha satisfacción cuando doy la nota correcta, y siempre hay alegría en el acto de dejar que mi voz cree un sonido hermoso.

¡Un largo paseo por la montaña me hace sentir más viva!

No importa lo que hagas durante el día, disfruta cada momento. Si estás trabajando, disfruta de tu trabajo. Si estás haciendo ejercicio, disfruta del movimiento. Si estás comiendo, concéntrate en lo bueno que estás compartiendo con tu cuerpo. Vive con intención.

Ajusta tu espíritu

En la sociedad acelerada de hoy, las personas a menudo se enfrentan a una variedad de emociones y sentimientos. El estado de ánimo, la preocupación, el pánico y la tristeza son la respuesta del cuerpo humano al entorno externo. Es una respuesta fisiológica instintiva a un estímulo. Como seres humanos, estas emociones intensas, junto con nuestros deseos, guían nuestras acciones diarias.

Si tus reacciones son demasiado intensas o persistentes, pueden causar desequilibrios del yin y el yang, desarmonía del qi y la sangre, y disfunción orgánica. Por ejemplo, la ira perjudica tu qi yang. Intenta no enojarte con demasiada frecuencia, ya que agotará tu energía y, en última instancia, perjudicará tu salud. Mientras mantengamos el qi yang, gozaremos de buena salud.

Sé que es fácil decirte que no te enojes. Quizás pienses que reprimir tus emociones es perjudicial. No confundas mi consejo de no enojarte con la represión. Lo que te propongo es que gestiones tus emociones de forma saludable. Cuando sientas que una situación o un pensamiento te provoca ira, tómate un momento para respirar. Deja de pensar; simplemente concéntrate en tu respiración. Recuerda que siempre hay una manera tranquila, racional e intencional de lidiar con la ira. Date tiempo para liberar el caos y llegar a un estado en el que puedas pensar de forma racional.

Cuando experimentas mucha ira, puede dañar tu hígado. Además, si tu hígado no está sano, puede provocarte ira. Es tu hígado el que controla la ira. Si sientes que tu hígado no está sano, prueba algunas de las recetas que he compartido contigo en este libro y también añade más verduras a tu dieta.

A veces, cuando sentimos que hemos perdido la capacidad de comunicar nuestros sentimientos, esto puede provocar una acumulación de ira y ansiedad en el cuerpo. En este caso, conviene abrir el chakra de la garganta. La meditación y el tai chi te ayudarán con esto. También cantar y hacer ruido.

Si últimamente sientes que te enojas con facilidad o que vives en un estado constante de ira, prueba el ejercicio de la página siguiente al despertar por la mañana.

- *Busca un lugar tranquilo donde no te interrumpan y te sientas cómodo haciendo algo de ruido.*

- *Siéntate preparado para meditar.*

- *Cierra los ojos.*

- *Inhala profundamente. Dirige toda tu energía vital (qi) hacia tu dantian y mantén la respiración durante tres segundos.*

- *Al exhalar, emite un sonido de "shhhhhhhh", como si le pidieras silencio a alguien.*

- *Repite los últimos tres pasos durante cinco a diez minutos.*

Para gozar de buena salud y mantenerla, debes reconciliar tus emociones. Al hacerlo, mantienes tu mente en paz y tranquilidad. Elimina los pensamientos que te distraen; evita las fluctuaciones emocionales violentas que interfieren con el flujo normal de la energía vital (qi). Cuando te permites no quedarte atrapado en pensamientos que te roban energía, creas un buen ambiente para la gasificación del cuerpo.

El Flujo de la Vida

¿Alguna vez has tenido esos días en los que sientes que estás estancado? No importa lo que hagas, no puedes avanzar. Es como si fueras uno de esos hámsteres corriendo en una rueda dentro de una jaula.

Todos hemos tenido esos días. Creo que esto sucede cuando nuestros deseos, pensamientos o acciones no están en sintonía con el fluir de nuestras vidas, con nuestro propósito superior. Cuando dejas que tus pensamientos controlen cada aspecto de tu vida, no dejas espacio para escuchar: a tu cuerpo, a tu corazón y al mundo que te rodea.

Confía en que el universo, Dios o un poder superior, vela por tu bienestar. Pero si no puedes escuchar, no oirás el mensaje. Al despertar por la mañana, me inundan las ideas. Creo que son mensajes del espíritu. Me detengo y escucho. ¿Hay algo que deba tener en cuenta? ¿Hay alguna acción que deba emprender hoy?

La mente controla el mundo físico; si está demasiado saturada, no hay espacio para que los mensajes del mundo espiritual se manifiesten, y experimentarás problemas de salud. El significado de la vida es la combinación de lo espiritual y lo físico. El mundo espiritual es el yin, y el mundo físico es el yang. Alcanza la paz fluyendo con la vida y asegúrate de que tu salud física, emocional y espiritual esté en su mejor momento durante el verano, el otoño, el invierno y la primavera.

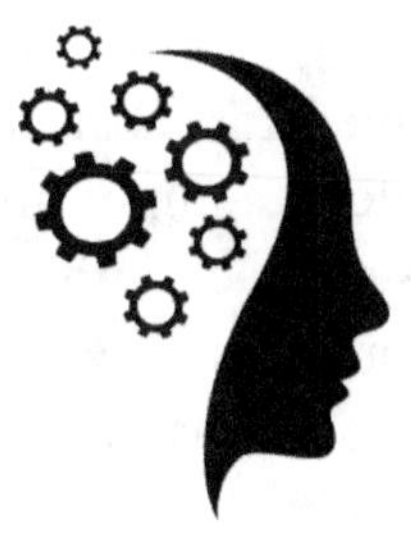

ℭAPÍTULO 7
La diferencia entre dormir y meditar

"Nuestra mayor aventura humana es la evolución de la conciencia. Estamos en esta vida para expandir el alma, liberar el espíritu e iluminar la mente".

– Tom Robbins

Comprende tu cerebro y entrénalo para que funcione de manera óptima en cada situación que enfrentes en la vida. Para la mayoría de nosotros, esto significa saber cómo calmarlo—cómo dejar de usarlo para obtener mayor claridad, fortaleza y crecimiento general. También significa seguir buscando conocimiento incluso en la edad adulta. A medida que envejeces, es importante mantener el equilibrio en tus actividades diarias, dándole a tu mente tiempo para concentrarse, aprender, pensar, descansar y sanar.

Comienzo este capítulo compartiendo contigo información básica sobre el cerebro. Quizás ya la conozcas, o quizás no. De cualquier manera, léelo con la intención específica de comprender cómo aprovechar el poder del sueño y la meditación en tu vida.

¿Qué es la neuroplasticidad?

"La neuroplasticidad es la capacidad del cerebro para seguir creciendo y evolucionando en respuesta a las experiencias de la vida. La plasticidad es la capacidad de ser moldeado, transformado o alterado; la neuroplasticidad, entonces, es la capacidad del cerebro para adaptarse o cambiar con el tiempo, mediante la creación de nuevas neuronas y la construcción de nuevas redes. La importancia de la neuroplasticidad es innegable: significa que es posible cambiar los patrones disfuncionales de pensamiento y comportamiento y desarrollar nuevas formas de pensar, nuevos recuerdos, nuevas habilidades y nuevas capacidades".[2]

¿Qué significa esto? Es muy sencillo. Si quieres seguir aprendiendo y creciendo, necesitas hacer cosas nuevas. Por ejemplo, el ejercicio es excelente para el cerebro. Si no tienes una rutina de ejercicio, la mejor manera de crear una es ser constante. Dedica un tiempo cada día a practicar yoga o tai chi. La primera vez que practiques, te sentirás extraño. Incluso los movimientos más simples te resultarán ajenos. Quizás pienses: "No se me da bien. Debería parar". O incluso: "Esto no me sienta bien. Tal vez no sea para mí".

Esto es normal. Siempre escucha las señales que te envía tu cuerpo, especialmente si un movimiento o estiramiento te causa dolor y temes lesionarte. Dicho esto, supera la incomodidad y el dolor muscular para seguir practicando. Verás, incluso después de varios intentos, que la postura de equilibrio que creías imposible es más fácil de lo que pensabas. La repetición de este movimiento establece tanto la memoria muscular como una conexión neuronal más fuerte.

Si continúas practicando, descubrirás que ni siquiera tendrás que pensar en ello. No tendrás que calcular conscientemente el movimiento ni la postura. Por eso, tanto el Tai Chi como el yoga son tan beneficiosos no solo para tu salud física, sino también para tu salud mental. Te brindan esos momentos de meditación que te desconectan de tus pensamientos activos y, de alguna manera, te permiten dejar de usar tu cerebro.

¿Qué son las ondas cerebrales?

Todo lo que haces en tu vida requiere cierto nivel de actividad cerebral, incluso cuando duermes; y sí, también al meditar. Cabe mencionar que este libro se titula "Deja de usar tu mente", no "Deja de usar tu cerebro".

En la base de todos nuestros pensamientos, emociones y comportamientos se encuentra la comunicación entre las neuronas de

2. https://www.psychologytoday.com/us/basics/neuroplasticity

nuestro cerebro. Las ondas cerebrales se producen mediante impulsos eléctricos sincronizados provenientes de grupos de neuronas.

Nuestras ondas cerebrales cambian según lo que hacemos y sentimos. Cuando predominan las ondas cerebrales lentas, podemos sentirnos cansados, lentos, aletargados o soñolientos. Las frecuencias más altas predominan cuando nos sentimos nerviosos o hiperalertas".[3]

Tipos de ondas cerebrales:

GAMMA

Estas son las ondas cerebrales más rápidas y se asocian con el aprendizaje de cosas nuevas, la experiencia de una gran introspección o una conciencia expandida, y momentos de intensa concentración.

BETA

Las ondas beta son las que predominan en nuestra vida diaria. No son tan rápidas como las ondas gamma. Cuando el cerebro opera en beta, somos productivos y podemos concentrarnos, que es el estado en el que nuestra sociedad actual, especialmente en Norteamérica, nos exige vivir la mayor parte del tiempo.

ALPHA

Las ondas cerebrales alfa, idealmente, nos permiten relajarnos al final del día. Si no podemos alcanzar este estado mental más pausado, probablemente suframos mucho insomnio y ansiedad.

THETA

Entramos en el estado theta al dormir y meditar, aunque también puede asociarse con un rendimiento óptimo en un estado de flujo hipnótico, como cuando dominamos una secuencia de Vinyasa y podemos realizarla sin pensar conscientemente en el siguiente paso o en la posición de nuestro cuerpo.

DELTA

En el estado delta, tienes la capacidad de sanar. Este estado te aísla completamente del mundo exterior. Puedes estar en este estado tanto

3. https://brainworksneurotherapy.com/what-are-brain-waves

durante la meditación como al dormir profundamente.[4]

¿Cómo afectan las ondas cerebrales a tu salud?

"Nuestro perfil de ondas cerebrales y nuestra experiencia diaria del mundo son inseparables. Cuando nuestras ondas cerebrales están desequilibradas, surgen problemas correspondientes en nuestra salud emocional o neurofísica. Las investigaciones han identificado patrones de ondas cerebrales asociados con diversas afecciones emocionales y neurológicas."[5]

Como mencioné, la sobreestimulación constante puede provocar trastornos del sueño y ansiedad. Por otro lado, si operas con una actividad cerebral baja de forma continua, puede causar letargo y depresión.

¿Cómo puedes controlar tus ondas cerebrales?

¡Creo que la respuesta a esta pregunta debería ser fácil de encontrar! Aquí tienes algunas ideas rápidas para inspirarte:

- Busca el equilibrio en tus actividades diarias.
- Practica yoga o tai chi a diario.
- Medita.
- Aprende cosas nuevas.
- Dedica tiempo al descanso.
- Permítete dormir bien por la noche.

La relación entre el sueño y la meditación

"La vigilia y el sueño son como el amanecer y la oscuridad, mientras que los sueños son como el crepúsculo entre ambos. La meditación es como el viaje al espacio exterior, donde no hay atardecer ni amanecer—nada".

– Gurudev Sri Sri Ravi Shankar

Obviamente, el cerebro es mucho más complejo de lo que mil palabras pueden expresar, pero espero que la información que he

---

4. https://naturesoundretreat.com/types-of-brain-waves/
5. https://brainworksneurotherapy.com/what-are-brain-waves

compartido aquí te ayude a comprender cómo el sueño y la meditación están relacionados, pero son diferentes.

Tanto el sueño como la meditación proporcionan a tu cerebro y cuerpo el descanso esencial que necesitan para una mayor vitalidad y una salud óptima. Nunca alcanzarás tus objetivos de salud si no descansas. Es así de simple. Cuando duermes bien con regularidad, te sientes con más energía, lo que inevitablemente te permite ser más productivo, sentirte más feliz y tomar decisiones más saludables.

De manera similar, la meditación puede mejorar el estado de ánimo, la memoria, la claridad mental y la capacidad de concentración. En sánscrito, existe un término para el nivel más profundo de meditación que se puede alcanzar: samadhi. En samadhi, la actividad cerebral se suspende por completo.

"Se dice que el samadhi es un estado mental de dicha y calma, en el que quien lo practica ya no puede percibir el acto de meditar ni definir un sentido de sí mismo separado de él. Al liberarse del ego y de la ilusión de separación, el samadhi no se ve perturbado por emociones como el deseo y la ira. De esta manera, el samadhi conecta a quienes lo practican con su verdadero ser como uno con la conciencia universal".[6]

La investigación científica ha demostrado que el samadhi y el sueño profundo son estados similares en los que el cerebro opera principalmente con ondas delta de baja frecuencia. Sí, el sueño profundo y la meditación son muy similares.

Algunas de las diferencias entre el sueño profundo y la meditación profunda son:

- Una gran diferencia radica en la respiración. Al alcanzar el samadhi, la respiración se vuelve muy lenta y superficial. En el sueño profundo, si bien la respiración se ralentiza, no lo hace en la misma medida.

- La principal diferencia, y probablemente ya lo hayas adivinado, es que al meditar, permaneces activamente alerta, aunque este estado de alerta sea muy diferente al que experimentas en tu día a día.

- ¡La meditación puede ser incluso más sanadora que el sueño

____

6. https://www.yogapedia.com/definition/4995/samadhi

profundo! Sí, has leído bien. Meditar es muy beneficioso para el cuerpo y la mente, especialmente si logras alcanzar ese punto en el que tu cerebro deja de trabajar.

- El nivel de descanso que alcanzas en la meditación puede ser hasta cinco veces mayor que el del sueño profundo. Esto, por supuesto, contribuye al punto anterior.

Mantenerse despierto en la meditación

A veces puedes sentir sueño al comenzar a meditar. Esto es completamente normal. No te castigues ni pienses que la meditación es algo que no puedes hacer. Sigue intentándolo. A veces, cuando uno de nuestros alumnos siente sueño, le indicamos que se acueste durante diez minutos y tome una siesta. Después de la siesta, a menudo descubren que tienen más éxito en su meditación.

Si aún tienes dificultades, es hora de explorar si el yin y el yang en tu cuerpo están desequilibrados.

"El yin está en reposo mientras que el yang es más activo. El yin crece mientras que el yang da vida. El yang se transforma en qi; el yin se transforma en materia."[7]

Ya conoces muchas maneras de ayudarte a lograr el equilibrio entre el yin y el yang. Pero aquí tienes un breve recordatorio.

Para lograr el equilibrio entre el yin y el yang:

- Me concentro en mi alimentación a diario. Intento consumir frutas y verduras de cinco colores diferentes. Una dieta equilibrada es esencial para equilibrar las energías yin y yang en nuestro cuerpo.

- Cuando como, evito sentirme completamente llena.

- No bebo agua fría ni refrescos.

- No bebo alcohol.

- No consumo comida chatarra.

- Me acuesto a las 10:30 p. m. o antes. Si tengo cosas que hacer por la noche, prefiero acostarme temprano y levantarme

---

7. https://zenitshiatsu.org/the-concept-of-yin-and-yang-and-the-body/

temprano para hacerlas por la mañana. Dormir bien relaja mi mente y repone mis energías yin y yang. También regula mi metabolismo.

- Normalmente me levanto a las 5 a.m. para meditar y después hago yoga. También voy a la montaña por la mañana, escucho el canto de los pájaros y respiro el aire puro y fresco. Otra cosa importante es que nunca dedico ni un segundo a pensar en cosas negativas. Me mantendré completamente positiva. No permitiré que ningún entorno externo perturbe mi paz interior. Creo firmemente que el mundo exterior es el reflejo de mi mundo interior.

A veces es bueno comprobar si uno está desequilibrado. Un ejercicio que solemos hacer con nuestra clase consiste en pedirles que se sienten derechos y se concentren en su respiración durante cinco minutos. Durante este tiempo, observamos si se inclinan hacia un lado. Si el cuerpo se inclina hacia la derecha o la izquierda, significa que el qi en ese lado del cuerpo está más débil. El qi necesita fluir bien por todo el cuerpo para poder alcanzar un estado meditativo.

Cuando esto sucede, redirigimos a la clase a realizar los siete movimientos del yoga. Si estás practicando por tu cuenta en casa y tienes dificultades para meditar porque quieres quedarte dormido, prueba estos siete movimientos y observa si te ayudan.

Los Siete Movimientos del Yoga

Las siete secciones del yoga del loto fueron desarrolladas por el Maestro Padmasambhava y transmitidas por el Maestro Wanxing. El objetivo de esta serie de movimientos es elevar el qi natural del cuerpo humano, permitiéndote así vivir con una salud óptima cada día. La historia de esta serie de movimientos se remonta a más de mil trescientos años...

Sección 1 – Guanyin Invita a los Santos

Esta es una postura de pie. Mantén los pies lo más juntos posible sin perder el equilibrio.

Movimiento:

- Extiende las manos, pero asegúrate de que los brazos no estén demasiado rectos.

- Inclínate hacia atrás mientras inhalas y luego extiende los brazos hacia los lados.

- Deja de usar tu mente mientras vuelves a la posición de pie y exhalas.

- Imagina que tus manos sujetan los bordes del universo a ambos lados al mismo tiempo.

- Junta las palmas de las manos entre las cejas (sin estirarlas). Observa cómo el universo se fusiona en una sola esfera de energía.

- Aprieta la barbilla, estira las manos hacia arriba y eleva la esfera de energía por encima de la cabeza. (Todo el cuerpo se mantiene en línea recta, perpendicular al suelo, y se estira hacia arriba).

- Luego, abre ligeramente las palmas y vierte la esfera de energía en la parte superior de la cabeza. (Al mismo tiempo, imagina que tu cuerpo es una botella y que la energía la llena de golpe).

- Abre lentamente las palmas desde la parte superior de la cabeza y bájalas lentamente frente a tu rostro y luego a tu pecho, hasta que lleguen a tu dantian. Abre las palmas y exhala.

Nota: El propósito de este ejercicio es ayudar a que tu qi y tu sangre fluyan con suavidad. Si se realiza correctamente, sentirás calor en las manos. A veces puede ser difícil comprender un movimiento sin verlo. Aquí tienes un video con los siete movimientos para ayudarte a entenderlo mejor. Este video, realizado por el Maestro Wanxing, se encuentra en https://www.youtube.com/watch?v=mUXEy_qan6c

Sección 2 – La Grulla Extiende sus Alas

Mantén la misma postura de pie que en la sección 1.

Acción:

- Usa la energía de tus hombros para sostener los brazos.

- Usa la energía de tus brazos para sostener las manos.

- Mientras extiendes los brazos hacia los lados, inhala y levanta los talones.

- Llena la respiración y concéntrate en el dantian.

- Enfoca tu mente en el dedo medio, que es la punta del "ala".

- Mantén la respiración de 3 a 5 segundos, baja los brazos lentamente, exhala al mismo tiempo y deja caer los talones.

Nota: Al inhalar, mantén la respiración en el dantian y, después de que los brazos bajen, exhala. Esta sección ayuda a elevar el meridiano central. Fortalece el qi en tu cuerpo mientras ejercita los hombros, los codos y las muñecas. Tus brazos son como una grulla extendiendo sus alas, extrayendo la energía de la parte inferior de tu cuerpo hacia arriba.

Sección 3 – Parada y Giro del Río

Esta sección también se realiza de pie; pero esta vez, separa los pies un poco más que el ancho de tus hombros.

Acción:

- Levanta ambos brazos de manera que todo tu cuerpo forme una X.

- Inclínate hacia atrás al mismo tiempo e inhale.

- Después de inhalar profundamente, inclínate bruscamente hacia adelante.

- Aprovecha la tendencia para mover los brazos desde entre los pies y lanzarlos hacia atrás mientras exhalas.

Nota: La energía desciende desde la cabeza hasta los dedos de los pies, y estos se mantienen firmes como si estuvieran enraizados. Respira profundamente. De arriba abajo, utiliza la fuerza de la cintura para balancearte y abrir las venas Renmai (vaso de la concepción) y Dumai (vaso del gobernador). Este es un excelente ejercicio para aliviar el dolor de espalda y puede ayudar a disminuir la acumulación de grasa abdominal. Esta sección provoca que el fuego del corazón descienda y el agua de los riñones aumente.

Sección 4 – El Universo Gira

Mantén la misma postura de pie que en la sección 3.

Acción:

- Cruza las manos y los cinco dedos.

- Haz un círculo con los brazos. Levanta los brazos rectos hacia la izquierda, gira la cintura e inhala al mismo tiempo. Desde esta posición, balancea los brazos hacia la parte superior de la cabeza y luego bájalos hacia la derecha.

- Lleva las palmas a los lados del cuerpo y déjalas caer hacia afuera, apoyándolas en el suelo, mientras exhalas.

Nota: La rotación siempre debe provenir de la cintura, no de los brazos. Los brazos permanecerán rectos en todo momento. Este ejercicio calma el hígado y fortalece los riñones. Esta acción, junto con las anteriores, ayuda a equilibrar el yin y el yang, armonizando la energía en ambos lados del cuerpo.

Sección 5 – Rinoceronte observando la luna

Mantén la misma postura de pie que en la sección 3.

Acción:

- Deja que ambas manos cuelguen naturalmente

- Luego, levanta la mano izquierda mientras inhalas. Imagina que has atrapado la fuerza del universo.

- Presiona la derecha y exhala al mismo tiempo, dejando que la punta del dedo índice izquierdo se apoye en la parte interior del pie derecho, mientras la mano derecha se eleva naturalmente. La mano derecha guía la mirada hacia el cielo.

- Repite este movimiento del otro lado.

Nota: Nunca debes estar demasiado recto. Intenta mantener una ligera curvatura en los pies. Tus pies son como pilares de fuerza, por lo que las rodillas no deben estar dobladas. Este movimiento, combinado con las secciones anteriores, rotará y ejercitará tu cuello.

Sección 6 – Balanceo de loto

Regresa a la misma postura de pie que en las secciones 1 y 2. Recuerda liberar la tensión y dejar que los brazos cuelguen naturalmente.

Acción:

- Rota la región lumbosacra (las caderas) 15 veces en el sentido de las agujas del reloj (para absorber energía) y luego 10 veces en sentido contrario (para liberar energía).

- Respira con naturalidad.

- Mantén los hombros lo más quietos posible.

Nota: Al principio, el rango de rotación debe ser amplio para que se active la energía interior. Después de un rato, puedes disminuir el rango de movimiento. Esta acción repone la energía del cuerpo.

Sección 7 – De pie hacia el cielo

Mantén la misma postura de pie.

Acción:

- Eleva los hombros, inhala al mismo tiempo y levanta los talones.

- Cierra los puños, como si sostuvieras una manzana en cada mano.

- Mantén los brazos rectos hacia abajo.

- Después de contener la respiración de tres a cinco segundos, baja los talones (con fuerza), exhala al mismo tiempo y suelta las manos.

Nota: Mantén todo el cuerpo vertical y los hombros lo más altos posible. La circulación del qi va de atrás hacia arriba y de adelante hacia abajo, en un movimiento circular. Al completar los movimientos de esta sección, la flor de loto (tu cabeza) se abre de inmediato cuando el agua (qi) fluye con fuerza.

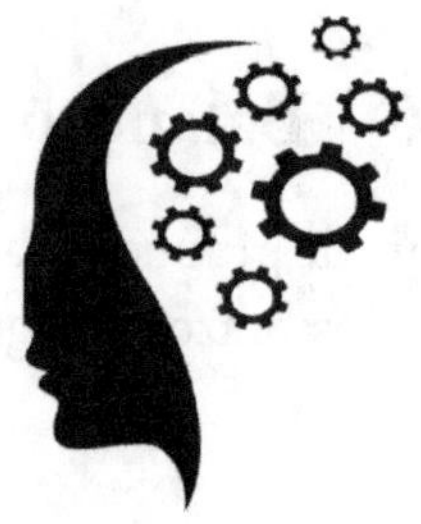

CAPÍTULO 8

Más sano y feliz cada día

"Hoy te toca a ti empezar a tomar decisiones saludables. No solo para tu cuerpo, sino también para tu mente".

– Steve Maraboli

En este libro, he compartido contigo los beneficios de la meditación para tu salud física y mental. Quiero reunir todo esto, junto con algunos puntos finales, para que lo tengas disponible todos juntos en un capítulo de fácil acceso cuando lo necesites. Incluso si has comenzado a desarrollar tu propia práctica mientras leías y te sientes seguro de ella, habrá momentos en que te enfrentes a desafíos. Espero que esto te sea de utilidad en esos momentos.

Quiero comenzar recordándote una lección muy importante que compartí en el Capítulo 2:

- El estrés debilita el corazón.

- La ira debilita el hígado.

- La preocupación debilita el bazo.

- El dolor debilita los pulmones.

- El miedo debilita los riñones.

Para sentirte más sano y feliz en todos los aspectos de tu vida, todo empieza por tus órganos.

¡Medita!

Al meditar, logras equilibrar estos cinco órganos. La meditación mejora tu energía vital (chi) y tu circulación sanguínea, lo que a su vez nutre tus órganos internos, que actúan como una fábrica ininterrumpida para mantener el equilibrio en tu vida. Con un corazón fuerte, puedes superar el estrés. Con riñones fuertes, puedes vencer el miedo. Con un hígado fuerte, puedes controlar tu ira y responder con calma. Pero encontrar el equilibrio en tus órganos tiene muchos más beneficios. Por ejemplo, si tu hígado está sano, tu cuerpo será más flexible. Cuando tu hígado está en buen estado, los tendones estarán suaves.

La meditación tiene el poder de fortalecer tu cuerpo para superar los pensamientos negativos. Una de las razones por las que nos enfermamos es porque algunos órganos acumulan demasiada energía vital (chi). Cuando te concentras en respirar hacia tu dantian, te sientas en una buena postura y le das un descanso a tu mente, mejoras el flujo de tu chi y logras mayor equilibrio.

Pausa para la meditación

- Siéntate con las piernas cruzadas, con una pierna arriba o ambas una encima de la otra, en una habitación tranquila y cálida. Programa una alarma para 10 minutos.

- Exhala para comenzar a liberar todo el chi.

- Inhala profundamente, dirigiendo tu chi hacia tu dantian. (Recuerda la sensación de tus manos justo debajo del ombligo).

- Al inhalar, retén el chi de 3 a 5 segundos.

- Exhala.

- Repite esto de 3 a 4 veces.

Permite que tu mente y tu cuerpo permanezcan en silencio. Si notas que pensamientos no deseados te distraen, vuelve siempre a tu respiración. Sé siempre amable contigo mismo. Tus pensamientos pueden ser poderosos y no quieren ser silenciados. Intenta no frustrarte contigo. Simplemente vuelve con calma a tu respiración.

¡Come alimentos nutritivos!

Una dieta sana y equilibrada es fundamental para el bienestar. Sigue la teoría de los cinco colores para tu alimentación y mejórala incorporando alimentos de temporada. Una dieta equilibrada rica en frutas y verduras, proteínas magras, lácteos bajos en grasa y cereales integrales es necesaria para obtener la energía óptima. Consume una variedad de alimentos de todos los grupos alimenticios para obtener una amplia gama de nutrientes.

Recuerda:

- Hígado – Los alimentos verdes mejoran la función del hígado.

- Corazón – Los alimentos rojos mejoran la función del corazón.

- Bazo – Los alimentos amarillos mejoran la función del bazo (el sistema digestivo).

- Pulmones – Los alimentos blancos mejoran la función de los pulmones.

- Riñones – Los alimentos negros mejoran la función de los riñones.

Duerme lo suficiente

Recuerda acostarte a las 11 p.m. o antes. Si no duermes lo suficiente por la noche, intenta descansar y dormir al menos 15 minutos entre las 11 a. m. y la 1 p. m.

Priorizar el sueño es una de las mejores cosas que puedes hacer para prepararte para un día más saludable, feliz y lleno de energía. La falta de sueño puede agravar problemas de salud importantes y afectar el equilibrio de tu chi. Cuando este equilibrio se altera, afecta tu estado de ánimo, motivación y nivel de energía.

Siempre escucho a mis amigos quejarse de que no pueden conciliar el sueño inmediatamente después de acostarse. Mi sugerencia es que observes tus patrones de sueño y, antes de dormir, intentes meditar al menos 15 minutos. Utiliza los métodos que mencioné en el Capítulo 4 para dormir bien. Con una mejor calidad de sueño, experimentarás una mejor salud, te sentirás más feliz, tendrás un mayor bienestar emocional y reducirás el riesgo de enfermedades.

Aquí tienes un breve resumen del ciclo de qi de 24 horas:

- De 3 a.m. a 5 a.m. es el ciclo de los pulmones

- De 5 a.m. a 7 a.m. es el ciclo del intestino grueso

- De 7 a.m. a 9 a.m. es el ciclo del estómago

- De 9 a.m. a 11 a.m. es el ciclo del bazo

- De 11 a.m. a 1 p.m. de la tarde es el ciclo del corazón

- De 1 p.m. a 3 p.m. es el ciclo del intestino delgado

- De 3 p.m. a 5 p.m. es el ciclo de la vejiga urinaria

- De 5 p.m. a 7 p.m. es el ciclo de los riñones

- De 7 p.m. a 9 p.m. es el ciclo del pericardio

- De 9 p.m. a 11 p.m. es el ciclo del triple calentador (asociado a la tiroides y las glándulas suprarrenales)

- De 11 p.m. a 1 a. m. es el momento de la vesícula biliar.

- De 1 a. m. a 3 a. m. es el momento del hígado.

Practica Yoga y Tai Chi

El yoga es una práctica ancestral que combina la atención plena con el movimiento físico para cultivar una vida equilibrada y saludable. Practicar yoga a diario puede relajar la mente, reducir el estrés, ayudar a perder peso, aumentar la flexibilidad y mejorar el equilibrio. ¡En general, te sentirás más feliz y dormirás mejor!

El tai chi ofrece beneficios similares. Equilibrar el yin y el yang en el cuerpo es un concepto esencial en el tai chi. Los movimientos de empuje y tracción comunes en las posturas son un ejemplo de cómo se utiliza el yin y el yang en esta práctica ancestral. En el tai chi, se enfatiza la precisión de la alineación biomecánica y la postura, lo que ayuda al cuerpo a moverse con mayor eficiencia y menor esfuerzo.

El tai chi te entrena para sentir tu cuerpo con mayor detalle y profundidad. Una vez que desarrollas mayor conciencia y sensibilidad corporal, comienzas a sentir dónde acumulas tensión y, entonces, comienzas a liberarla. Mediante la práctica, prestas más atención al momento presente y comprendes que cada instante es único en tu vida. Es un momento para disfrutar sin que las emociones negativas del pasado ni la ansiedad por el futuro interfieran.

Además, tanto el yoga como el tai chi pueden ayudar a reducir la presión arterial, aumentar la capacidad pulmonar, mejorar la función respiratoria y estimular la circulación y el tono muscular.

Bebe agua a temperatura ambiente

El setenta por ciento de tu cuerpo es líquido. Bebe agua a temperatura ambiente en lugar de agua helada para mantener el qi de tus órganos en equilibrio. El agua también elimina toxinas y mantiene tu mente ágil.

Aprende durante toda la vida

¡No te limites a la hora de aprender cosas nuevas! Encuentra algo que te interese y sigue aprendiendo. Voy a compartir contigo algunas de las cosas que sigo aprendiendo en mi vida, y espero que te inspiren a seguir aprendiendo. Aprender no solo te da un propósito, sino también una sensación de logro. No importa la edad que tengas; ¡aprender te mantiene joven!

Algunas de mis pasiones son:

- Caligrafía
- Acuarela
- Pintura al óleo
- Creación de hermosos arreglos florales
- Ceremonias del té
- Cocina
- Canto
- Música

Así que pregúntate: ¿Qué me apasiona? ¿Qué he querido aprender siempre, pero me he reprimido? ¡A partir de ahí, actúa! Busca un curso para empezar o un grupo al que unirte que te inspire.

Aprender es como ejercitar el cerebro. ¡El "si no lo usas, lo pierdes" también aplica aquí!

¡Ámate a ti mismo!

"Acéptate, ámate y sigue adelante.
Si quieres volar, tienes que soltar lo que te pesa".

-Roy T. Bennett

Con demasiada frecuencia, la gente busca el amor en otra persona. Necesitan que los demás los amen. Les importa lo que los demás piensen de ellos. Sin embargo, siempre les digo a mis amigos que el amor viene de dentro. Cuando te amas a ti mismo, eres capaz de reconocer tu valor y tu singularidad. ¡Primero aprende a amarte! Cuando te amas, cuidarás bien de tu espíritu y tu cuerpo. Solo entonces podrás cuidar verdaderamente de quienes amas.

Sé que es más fácil decirlo que hacerlo. Podría escribir un libro entero sobre cómo trabajar en tu amor propio. Pero por ahora, reconoce si este es el trabajo que necesitas hacer. Comprométete contigo mismo a hacerlo. Empieza a buscar recursos. Lee libros e investiga sobre coaching grupal o individual. Quizás un terapeuta te convenga más. Hagas lo que hagas, trabaja activamente en amarte a ti mismo cada día. Eres importante. Tu vida es importante. ¡ÁMATE HOY!

Acepta los contratiempos

No importa cuánto te prepares, cuánto planifiques o cuánto creas saber, la vida te pondrá obstáculos. No hay forma de evitarlo. Lo más importante es cómo los afrontas. ¿Escondes la cabeza bajo la arena y esperas a que desaparezca? ¿Te quejas? ¿Dejas que te hunda? ¿Te rindes? ¿O lo enfrentas de frente? ¿Permites que cada revés te ayude a fortalecerte?

Le dije a mi hijo cuando era muy pequeño que, como ser humano, hay que aprender a aceptar los reveses y a lidiar con ellos. Solo cuando sabes cómo manejarlos, sabes cómo sobrellevar la vida con dignidad.

Planifica tu éxito

Planifica tu éxito y actúa ahora mismo. Cuando sabes que vas a tener éxito, tienes confianza en tus decisiones. En lugar de pensar en hacer ejercicio, lo harás hoy. En lugar de posponer una mejor alimentación, te sentirás inspirado para tomar decisiones diferentes de inmediato. Recuerda siempre que el tiempo no espera a nadie. Si esperas, será demasiado tarde.

Estás destinado a prosperar en la vida. El universo te apoya para que tengas éxito. ¡Hoy es el día! ¡Cambia tu mentalidad ahora y verás resultados!

¡Sal a caminar!

Me encanta caminar por la mañana. A veces me reúno con un grupo de personas en Diamond Head, en Honolulu, y otras veces mi esposo y yo subimos a una montaña cerca de casa. Mi hora preferida es entre las seis y las siete de la mañana. Es una forma preciosa de empezar el día. Escucho el canto de los pájaros. Me encanta estar rodeada de árboles y plantas hermosas. Siempre me recuerdo que vivir el momento es el sentido de la vida. ¡Y me encantan estos momentos!

Busca un lugar cerca de tu casa que te inspire a salir a caminar cada mañana. Si puedes, invita a un grupo de personas. Muchas cosas en la vida son mejores con amigos, especialmente cuando se trata de ejercicio. ¡Tener gente contigo te motivará incluso en las mañanas en las que te provoque quedarte en la cama!

Hagas lo que hagas, sal a disfrutar de la belleza de este mundo y camina al menos cuarenta y cinco minutos cada mañana. ¡Te prometo que este simple acto cambiará tu vida!

Mira la vida con optimismo

Recuerda siempre que todo sucede por una razón. Cuando aprendas a aprovechar cada día y a aprender de lo que la vida te depara, empezarás a ver las cosas con una perspectiva positiva.

Además, cuando tienes una comprensión positiva de quién eres, podrás afrontar cualquier cosa con fuerza, valentía y gracia. Sin importar lo que pase, tu actitud positiva te guiará, porque te has permitido acceder a la fuerza de tu mundo espiritual.

Recuerda siempre que todo lo que existe u ocurre en el mundo físico tiene un final. Nada dura para siempre. La constante de este mundo físico es el cambio. Por lo tanto, no necesitas lamentarte ni arrepentirte de lo que ya te ha sucedido. Aprende a aceptar lo bueno y lo malo y disfruta de este hermoso mundo. Respira el aire que da vida. Contempla la belleza que te rodea. Encuentra gratitud por cada momento de cada día.

¡Sé creativo!

Uno de los últimos consejos que compartiré contigo en este libro trata sobre la creatividad. Como seres humanos, estamos llamados a crear: crear luz, crear alegría, crear comida deliciosa, crear productos que faciliten la vida, crear historias que inspiren, crear vida, ¡crear arte!

Eres un ser creativo. Permite que eso brille en tu vida. Para mí, encontrar en mis pinturas es una gran alegría. Es una faceta de mí misma que me encanta compartir y que me emociona compartir contigo. Quería terminar este libro de la manera más inspiradora posible, y espero que mi arte lo logre para ti.

Para ver más de mi trabajo o para contactarme y explorar cómo podemos colaborar, visita mi sitio web: https://www.celiakoart.com/.

¡Vive feliz, vive saludable!

Deja de usar tu mente

SÉ MÁS SALUDABLE Y FELIZ EN SIETE DÍAS CON MEDITACIÓN Y UNA DIETA SALUDABLE

Celia Ko
AUTORA GALARDONADA

PRÓLOGO DE RAYMOND AARON
AUTOR DE LIBROS MÁS VENDIDOS DEL NEW YORK TIMES
¡Vive feliz y saludable cada día!

Tienes derecho a vivir una vida feliz, saludable y sin dolor. Si estás listo para comenzar tu vida con energía renovada, Deja de usar tu mente es justo el libro que necesitas. Celia Ko comparte generosamente su sencilla fórmula, que combina meditación, alimentación y yoga, para ayudarte a conectar con tu vida y liberarte de las preocupaciones.

Celia Ko nació en China, creció en Hong Kong y estudió en universidades de Taiwán y Hawái. Se licenció en Bellas Artes y obtuvo una maestría en Religión por la Universidad de Hawái. Es pintora de acuarela y óleo, además de autora publicada en chino. Ha sido tesorera de la Asociación de Escritores Chinos de Hawái desde 1997 y actualmente también es vicepresidenta de la asociación, así como vicepresidenta de Hawaii Xing Yuan Tang (Realizando tu Voluntad), una organización sin fines de lucro 501(c)(3). Esta organización ofrece clases de meditación y yoga a sus miembros dos veces por semana.

www.ingramcontent.com/pod-product-compliance
Lightning Source LLC
Chambersburg PA
CBHW061334140726
47997CB00003B/979